AF338087

INSTRUCTIONS

SUR LA SANTÉ

DES

FEMMES ENCEINTES,

ET SUR LES MOYENS DE LA CONSERVER,

Suivies de l'emploi d'un nouveau Médicament propre
à faciliter et accélérer l'Accouchement ;

Par L. BORDOT,

Docteur en Médecine de la Faculté de Paris,
Membre de la Société d'Instruction Mé-
dicale, de celle de Médecine-Pratique,
du Cercle Médical (ci-devant Académie
de Médecine), etc.

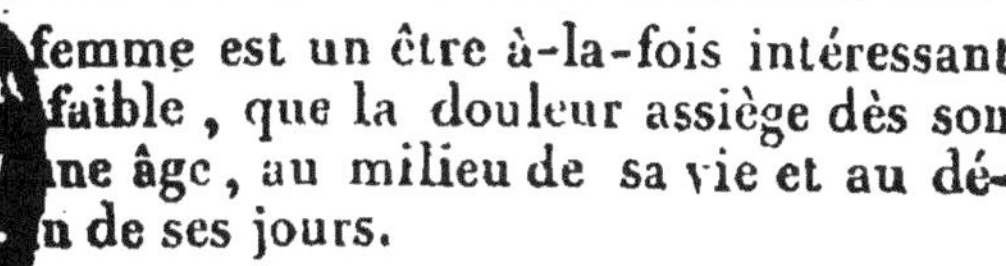

> ...femme est un être à-la-fois intéressant
> ...faible, que la douleur assiège dès son
> ...ne âge, au milieu de sa vie et au dé-
> ...n de ses jours.

A PARIS,

Chez
{
CREVOT, Libraire, rue de l'Ecole de
Médecine, N.º 11 à 13 ;
L'Auteur, rue de Richelieu, N.º 49.

1820.

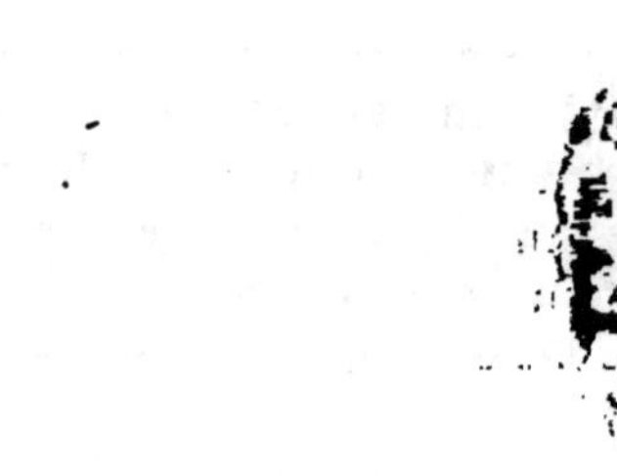

connaissances médicales et de recon-
naissance pour les sages conseils et
les bontés qu'il m'a constamment
témoignés.

L. BORDOT.

INTRODUCTION.

———

L'HYGIÈNE est cette partie de
la médecine qui a pour objet
la conservation de la santé.
Les premières observations des
hommes ont nécessairement eu
pour objet les effets du régime :
la médecine a donc dû commencer par l'hygiène ; c'est ce
que dit Hippocrate dans son
Traité des origines de la méde-
cine, *περὶ ἀρχαίης ἰητρικῆς* : il est donc
très-probable qu'avant de cher-
cher dans les substances mé-
dicamenteuses le remède à
leurs maux, ils ont commencé
par modérer l'usage des alimens, et la diète est devenue

leur premier moyen de trai-
tement dans les maladies, mais
bientôt à la mesure des alimens
ils ont joint la proportion et
la mesure des exercices et du
repos , ainsi que du sommeil
et de la veille; cette science
n'était donc pas inconnue aux
médecins de l'antiquité , qui
tous recommandent de faire
un usage convenable des six
choses appelées improprement
non naturelles, qu'ils désignent
1.º par l'air; 2.º les alimens et
les boissons; 3.º le sommeil et
la veille; 4.º le repos et le mouvement ; 5.º les évacuations
supprimées ou trop abondantes ; 6.º les passions de l'âme.

Il n'entre pas dans notre
sujet de traiter les diverses

parties de l'hygiène, soit pu-
blique ou privée : un volume
suffirait à peine pour exposer
l'histoire de l'une ou de l'autre,
quant à ses rapports aux législa-
tions et à la salubrité publi-
que; du reste nous nous écarterions du but que nous nous
sommes imposé, ne devant
considérer la femme que pendant sa gestation; car dans cet
état elle se trouve dans la
classe des individus faibles : la
facilité avec laquelle elle est
impressionnée par les causes
qui influent sur son organisation, la rapidité du déveloṕ-
pement des affections les plus
graves, et l'état de susceptibilité dans lequel elle se
trouve, nécessite l'application

des règles de l'hygiène plus ou moins sévères, et différentes, suivant sa constitution, ses habitudes, et les conditions de sa vie. Qui pourrait ne pas s'intéresser à un sexe de qui le nôtre reçoit l'influence de ses destinées ? Le plus intéressant objet à nos yeux est la femme ; mais combien cet intérêt n'est-il pas augmenté lorsque nous la considérons pendant sa grossesse ! Quelles circonstances en effet, plus que cette époque, mérite notre sollicitude et notre vigilance ? elle se réunit et aux intérêts de la société et à l'espoir d'une famille.

Les matières de l'hygiène dont nous avons entrepris de traiter dans ce petit ouvrage, ne sont cependant pas également importantes pour toutes les femmes : celles qui sont douées d'une grande force d'organisation n'ont pas besoin de s'astreindre à des lois sévères, elles réagissent avec force contre les influences que l'activité de leurs organes rend pour ainsi dire nulles; entre la femme riche et la femme aisée, et la malheureuse condamnée à des travaux plus ou moins pénibles; quelle différence, que de nuances à observer encore entre ces divers états. Il faut donc qu'une femme qui désire conserver sa santé et surtout l'être faible dont elle est le dépositaire, prenne toute les précautions propres à se préserver des accidens de la grossesse dont les plus formidables sont *l'avortement*, *l'hémorragie uté-rine*; ces précautions la pré-serveront, elle et son enfant, mais encore elles lui procure-ront un accouchement facile et des suites heureuses. Combien de femmes en effet pour s'être peu observées pendant leur grossesse, ont éprouvé dans leurs couches des hémorragies mortelles ! on ne saurait donc trop répéter le conseil de Lamo-the, ainsi conçu : « Une femme » grosse ne doit rien entrepren-» dre sans penser auparavant si » ce qu'elle va faire ne portera » point de préjudices à son état. »

Les femmes enceintes, de tout temps, ont inspiré le respect ;

chez les Athéniens et les Carthaginois, elles devenaient l'objet d'un culte religieux; les Athéniens épargnaient le sang d'un meurtrier qui avait trouvé asyle dans la maison d'une femme enceinte; à Rome, où tous les citoyens étaient obligés de se ranger au passage d'un magistrat, elles seules étaient dispensées de leur rendre cette marque de respect; les Juifs, si sévères dans l'observation de la loi Mosaïque, leur permettaient l'usage de certaines viandes défendues, que des caprices d'estomac, si fréquens dans cet état, leur faisaient désirer avec une violence dont on pouvait appréhender des suites fâcheuses; aussi l'église catholique a de tout temps exempté du jeûne les femmes enceintes.

Il en est de même des soins qu'exigent les femmes en couches : elles semblent appeler sur elles l'intérêt de leurs proches, le respect des peuples et l'attention des législateurs ; aussi du temps de Lycurgue, assimilant les mères victimes de l'enfantement aux braves morts sur le champ de bataille, accordait-il aux unes et aux autres des inscriptions sépulchrales, distinctions qu'il refusait aux restes des Spartiates. Les Romains signalaient l'habitation des accouchées par une couronne.

*Foribus suspende coronam
Jam pater es.*

JUVÉNAL, Satyr. IX.

La femme, pendant le cours d'une vie orageuse, marche donc de révolution en révolution, dont la première est la puberté, et la dernière la cessation des menstrues ; et quoique plusieurs auteurs recommandables pensent que la grossesse soit un gage de santé pour la femme, qu'elle diminue quelquefois les accidens de certaines maladies chroniques, et qu'elle les exempte des maladies aiguës ; on ne peut disconvenir que cet état ne soit pour elles une occasion de circonstances critiques, l'observation nous ayant démontré que les femmes qui habitent les grandes villes et qui jouissent des avantages de la fortune, étaient les plus exposées à ces accidens divers, nous avons dû réveiller l'attention des hommes de l'art, et davantage celle de nos dames sur ses causes et les moyens de les prévenir. Loin de nous cependant la prétention qu'on puisse y parvenir toujours, les causes de l'avortement et autres accidens graves, dépendent quelquefois de circonstances accidentelles qu'on ne peut prévoir ; mais qui cependant le plus souvent reconnaissent pour causes, des imprudences et des écarts dans le régime. Nous répétons donc que l'observation des

(xv)

règles de l'hygiène est à cette
époque d'une nécessité absolue.

Depuis long-temps frappé
de l'état de langueur et de souffrances qui produit quelquefois le travail de l'enfantement,
nous avons dû tenter un grand
nombre de moyens qui pussent
abréger cette lenteur dans la
marche de l'accouchement, où
qui du moins réveillassent
l'inertie de l'utérus, qui quelquefois suspend entièrement
les douleurs expulsives et par
conséquent laisse la femme
dans une inquiétude extrême :
nous espérons avoir atteint ce
but, objet de nos recherches,
dans le grain de seigle ergoté.
Nous ne prétendons pas cependant en être l'inventeur,

car de temps immémorial il
en est question , mais nous ne
sachions pas qu'aucun auteur
en ait parlé *ex-professo*, lorsque
nous publiâmes l'année dernière le fruit des observations
du docteur Desgranges de
Lyon , que voulut bien nous
communiquer M. le professeur
Chaussier : de nouvelles observations recueillies depuis par
d'habiles praticiens de la capitale et celles qui nous sont propres , nous ont engagé à fixer
de nouveau l'attention des médecins sur les heureux résultats de son emploi. Ce n'est
pas que nous ne nous atten-
dions pourtant à trouver des
détracteurs qui jetteront quelques doutes sur les heureux

(xvij)

effets de ce médicament , qui par là seul n'est pas inscrit dans nos pharmacopées volumineuses ; mais nous espérons répondre victorieusement aux objections qu'ils pourraient nous faire , les faits existent et sont concluans ; quel médicament, du reste, n'a pas été rejeté de la pratique lors de sa découverte ? l'émétique, reconnu généralement un souverain remède n'a-t-il pas été le jouet de sarcasmes sans nombre ? Espérons donc que l'expérience et l'observation feront justice également du médicament obstétrical. Ce n'est pas que nous considérions la poudre *ocyotique* ou *partum accelerans* , comme un spéci-

fique: il n'en existe pas vérita-
blement parlant; mais du moins
il peut être d'une grande utilité dans quelques cas , pour
susciter de nouvelles douleurs
dans le travail de l'accouchement, accélérer sa marche et
hâter sa terminaison.

Nous divisons cet opuscule
en deux parties , et nous pré-
venons nos lecteurs qu'ayant
voulu rendre ce travail acces-
sible , non-seulement aux médecins , il a fallu restreindre
notre sujet , et le débarrasser
des vaines hypothèses, fruit de
l'imagination. Il était nécessaire que les femmes pussent
en prendre lecture , car l'auteur n'a pris la plume que pour
les éclairer dans les sentiers

étroits qu'elles doivent parcourir pendant les diverses périodes de leur grossesse, et désire un jour être utile à ce sexe aimable qui embellit notre vie, et sur lequel nous ne saurions trop fixer notre attention.

Dans la première partie, nous avons dû commencer par jeter un coup-d'œil général sur la femme, comparer sa constitution, d'après ses habitudes, sa manière d'être, et les lieux qu'elle habite, donner un aperçu de la génération, ou du moins exposer ce que notre esprit a pu jusqu'alors dévoiler de ce mystère impénétrable qui laisse à peine à la pensée quelque conjecture; après avoir cependant cherché à détruire ce qu'il n'est pas permis de croire, et avoir combattu les influences de l'imagination de la mère sur le fœtus, nous passons à la grossesse, et indiquons les signes les plus positifs auxquels tout praticien exercé pourra reconnaître cet état. Nous sommes conduits alors à parler de l'accouchement, et nous devons expliquer pourquoi certaines femmes accouchent plus facilement que d'autres, quelle époque est déterminée pour l'accomplissement de cette fonction, et quelle cause fait qu'elles accouchent plutôt la nuit que le jour. Pour compléter ce qui nous reste à dire dans cette

première partie, nous avons
entrepris de traiter les diverses
matières de l'hygiène, qui ont
rapport à la femme pendant sa
grossesse, et n'avons pas cru
indifférent de mettre au jour
cette série formidable de préjugés, d'erreurs populaires,
d'abus et d'excès innombrables que l'ignorance et l'habitude propagent dans toutes les
classes de la société, et qui
non-seulement étendent leur
empire pernicieux sur les femmes enceintes, mais encore sur
les nouvelles accouchées. Mais
comment en tracer un tableau
complet, puisqu'ils varient
à l'infini selon les mœurs, les
opinions religieuses et autres,
même suivant la position géo-

graphique des lieux , et qui tous sont de nature à ne pouvoir être attaqués et combattus que par l'instruction et la persuasion, qui leur apprendront à ne pas écouter les conseils absurdes d'une nuée de matrones officieuses, dont les avis insensés prévalent ordinairement sur les conseils du médecin.

Dans la seconde partie nous nous sommes spécialement occupés de l'acte de l'accouchement, et des moyens propres à le favoriser sans l'aide d'aucun instrument; et après avoir énuméré les causes qui peuvent mettre obstacle à la parturition, il a fallu y porter remède; c'est ce que nous avons essayé de faire, renvoyant à la fin de cette partie notre nouveau moyen médicamenteux propre à le terminer plus promptement ; un coup-d'œil jeté sur les propriétés physiques et chimiques du grain de seigle ergoté pourra peut-être un jour donner lieu à quelque nouvelle découverte à la médecine, et par conséquent mettra l'observateur à même de tenter de nouvelles expériences. Pour appuyer les faits relatifs à la médecine, des observations recueillies avec soin par des praticiens distingués, et celles qui nous sont propres, termineront notre travail.

Il manquait réellement à la science, pour l'intérêt des femmes, un Traité *ex professo*, sur les soins à prendre pendant leur grossesse, et sur les moyens de prévenir les accidens si fréquens à cette époque. Nous les engageons d'ailleurs à consulter un médecin, dans la plupart des cas qui nécessiteraient l'emploi de quelques médicamens ou opérations, ne prétendant pas rendre cet ouvrage à la portée de tout le monde ; car jetons les yeux sur cette nuée d'individus qui croyant que la médecine peut s'apprendre dans les livres, consultent pour une simple indisposition, et même la plus grave maladie, ces Manuels populaires, qui, de tout temps, ont causé des ravages terribles dans toutes les classes de la société.

INSTRUCTIONS

SUR LA SANTÉ

DES

FEMMES ENCEINTES.

PREMIÈRE PARTIE.

CHAPITRE PREMIER.

Idée générale de la Femme.

La femme, dans les premières années de sa vie, ne paraît pas, au premier aspect, différer de l'homme. Elle a à-peu-près le même air, la même délicatesse d'organes, la même allure, le même son de voix; mais en avançant vers la puberté, la femme semble s'éloigner moins que l'homme de sa constitution primitive, délicate et tendre : elle conserve toujours quelque chose du tempérament propre à l'enfance ; le développement que l'âge produit dans toutes les parties de son corps, ne lui donne pas le même degré de consistance qu'elles acquièrent dans l'homme.

La femme arrive à la puberté avant l'homme ; quoiqu'on puisse marquer le temps de cette révolution, de treize à quatorze ans pour la femme, de quinze à seize pour l'homme, cette loi n'est pas générale ; la puberté est soumise à de grandes variations, plus ou moins précoce, selon la température du climat et les mœurs des habitans. Dans les contrées méridionales, on voit des femmes devenir pubères à l'âge de neuf ans, comme on le voit souvent à l'île de la *Réunion*, au royaume du *Décan* ; dans les états du *Mogol*, on sait qu'on marie les filles dès l'âge de huit ans. Prideaux (*Vie de Mahomet*) assure que sous les climats brûlans de l'*Arabie* et de l'*Inde*, les filles sont nubiles à huit ans, et peuvent se marier l'année d'après; l'histoire nous apprend que Mahomet épousa *Cadhésia* à cinq ans, et l'admit à sa couche à huit. En France, la menstruation commence pour l'ordinaire à quatorze ans, et même à treize dans les départemens méridionaux et dans les grandes villes, où l'esprit est plus précoce, la nourriture plus abondante, les passions plus excitées; mais il n'en est pas de même dans les régions septentrionales : l'âge ordinaire de la puberté est de dix-huit ans, et s'observe aussi quelquefois dans nos campagnes, cet âge étant le signal de l'équilibre des divers systèmes qui constituent l'économie animale, ainsi que de l'approche du terme de l'accroissement en longueur.

La puberté ne borne donc pas son influence au physique ; la révolution qu'elle opère dans le moral est manifeste ; celle-ci sent beaucoup plus tôt que l'homme cette nouvelle influence ; elle s'étonne d'être douée de nouveaux attributs , et ce changement donne naissance à la pudeur ; ces tourmens qui sont si impétueux, si difficiles à contenir dans un jeune homme, sans être en apparence aussi violens, n'en produisent pas moins cependant des effets aussi dangereux dans le cœur de la jeune fille ; elle ne brûle pas moins d'un feu secret qui la dévore ; elle n'ose s'avouer à elle-même la cause de ce qu'elle éprouve ; elle étouffe jusqu'à la crainte, tant elle a peur de laisser échapper son secret : vains efforts ! Son trouble la trahit à chaque instant, un seul nom prononcé devant elle couvre ses joues d'une rougeur subite; plus elle veut dissimuler, plus son embarras augmente; elle n'a de ressource que dans la fuite; mais bientôt elle ne peut plus contenir les battemens précipités de son cœur, et les larmes involontaires qui lui échappent sont pour elle l'aveu de ses souffrances.

Considérée anatomiquement , la femme, outre les organes sexuels et mammaires , outre l'éruption des menstrues, se distingue de l'homme par une stature plus petite, la tête moins volumineuse , la face plus courte, le col plus long, la poitrine proéminente et resserrée sur les côtés ; les hanches plus écartées et les membres plus courts. Elle a le système osseux plus blanc, moins volumineux que celui de l'homme ; chez elle, la clavicule est plus longue et moins recourbée ; son sternum plus en avant et plus court, ses os coxaux se touchent par un plus petit nombre de points ; son sacrum, plus court, plus large, moins recourbé par en bas, plus déjeté en arrière, les trochanters plus éloignés l'un de l'autre ; enfin la capacité du bassin plus vaste.

Le système musculaire est moins prononcé, plus souple et plus faible chez elle que chez l'homme. Le système nerveux prédomine sur le musculaire chez les femmes ; il est plus susceptible, plus mobile. Les vaisseaux sanguins sont plus nombreux, plus flexibles, et le sang conserve plus long-temps les caractères de celui de la jeunesse. Le tissu lamineux est plus abondant, moins serré ; l'expansion de celui-ci et la mollesse de la graisse qui assouplit les organes de la femme contribuent à l'agrément de sa physionomie, à la forme hémisphérique et à la saillie prononcée de ses mamelles qui font un de ses principaux ornemens, et dont les artistes représentent avec tant de grâces les agréables contours ; il donne aussi à ces membres ces surfaces polies, cette rondeur et ce moelleux que ceux de l'homme ne doivent pas avoir ; les vaisseaux lymphatiques sont plus nombreux et moins fournis de valvules chez la femme ; le cœur est moins volumineux, les poumons plus petits, plus dilatables ; enfin l'enveloppe cutanée est d'une texture plus fine et plus délicate, sa blancheur et sa mollesse flattent agréablement nos yeux.

Les organes des sens de la femme ont une activité qui dépend de la plus grande susceptibilité de son système nerveux, elle a l'œil plus vif et plus pénétrant, le tact plus délicat, l'ouïe et l'odorat plus fins, le goût plus exquis que l'homme.

Considérée moralement, on verra que la femme, douée d'une extrême

sensibilité, est soumise à une multi-
tude d'impressions vives, mais peu
durables; ses idées se succèdent avec
facilité, elle oublie facilement les peines passées, et pense peu aux maux à
venir; mais, généralement, elle a
l'imagination vive et mobile; cette
mobilité dérive pareillement de cette
source de complexion qui, ayant peu
de forces musculaires, donne la supériorité, par ce moyen, à l'activité
du système nerveux : il suit de là que
la femme est plus susceptible d'imi-
tations que l'homme; qu'elle écoute
davantage les impressions physiques
que la chaîne du raisonnement; que
son imagination plus entraînable,
plus prompte à s'émouvoir, est aussi
plus puissante sur son corps, et qu'elle
s'abandonne plutôt aux sentimens du
cœur qu'à la raison froide et sévère;
c'est la vigueur physique qui rend
l'homme supérieur à ces faiblesses,
et les tempéramens les plus mâles et

robustes sont-ils aussi les moins ma-
niables au physique comme au moral. Qui peut ressentir ces extases,
ces ravissemens ascétiques, si ce n'est
la femme nerveuse! Toutes les histoires du fanatisme, des convulsion-
naires, des enthousiastes du magné-
tisme animal, du somnambulisme,
présentent toujours la femme en première ligne. Ce sont ordinairement
les femmes qui font le métier de py-
thonesses, de sorcières; n'avons-nous
pas encore des tireuses de cartes, des
sybilles, des devineresses, des bohémiennes persuadées de la vérité de
leur art. Elles ne sont donc si exposées à la superstition, à la crédulité,
que par la débilité radicale de leur
constitution : de là vient aussi que
les femmes sont plus sujettes que les
hommes aux maladies nerveuses ;
aussi sont-elles aimantes et sensibles.
En effet, que l'on considère la délicatesse de leurs fibres, la mollesse de

leur tissu cellulaire et son développement, leurs formes douces et gracieuses, on doit en attendre toutes les affections d'humanité, de compassion, de charité tendre, de conciliation qui entretiennent la société, lient ses divers membres, resserrent les nœuds des familles, et forment le plus doux apanage de la maternité. Il en résulte donc que la femme est douée d'une sensibilité vive, qui la rend éminemment propre à s'intéresser à l'enfance, qui fait surmonter les peines maternelles par le doux sentiment de la pitié, et lui rend agréables les soins, les détails du ménage ; la nature a donné à cet effet à ce sexe le besoin d'être mère ; besoin plus puissant que la vie, et qui la rend capable de tous les sacrifices. Par sa faiblesse, la femme sent le besoin d'aimer, de s'attacher, de plaire ; jamais l'enfant n'implore en vain sa pitié ; elle brave toutes les

souffrances et affronte tous les dangers pour son fils : que de mères ,
hélas ! n'a-t-on pas vu se précipiter
à travers les flammes , les eaux ,
pour sauver leurs enfans ? que d'a-
mantes et d'épouses n'a-t-on pas vu
encore se jeter au-devant d'une mort
certaine , pour en garantir l'objet
de leurs amours ? Notre plume ne
tarirait pas si nous voulions parler
de ces magnanimes Françaises qui
accompagnaient dans la proscrip-
tion , dans les cachots, dans les sup-
plices , des parens , des fils , des
époux : *quis talia fando temperet à
lacrymis !* Tous les infortunés appar-
tiennent à la femme ; dévouée à l'op-
primé , elle partage ses affections,
elle se charge de ses douleurs ; on la
voit marcher à la mort avec une victime, et satisfaite de ses sacrifices
elle ne demande point de plus douces récompenses que d'être aimée.

La femme, dira-t-on, est un peu

trop légère et trop mobile dans ses actions ; mais si elle manque de cette vigueur de pensée, de cette suite dè raisonnemens, de cette méditation isolée, le lot que la nature lui a donné en partage n'en est pas moins brillant : tout ce qu'il y a de gracieux, de délicat, de traits fins; ce goût rapide et sûr, ce tact des convenances, ces aperçus d'une exquise sensibilité, cet art de démêler un ridicule, ce talent charmant de conversation qui sait deviner d'un coup d'œil, pénétrer les sentimens qu'on se cache à soi-même, ouvrir et intéresser le cœur, tout cela n'est donné qu'à la femme, au plus haut degré ; *La Rochefoucault* a dit avec raison par combien d'aimables qualités ne rachètent-elles pas ce qui nous paraît des défauts ; qu'en effet, au lieu de cette agréable frivolité, de cette adresse agaçante, de cette timide pudeur, premier ornement de ses

charmes, au lieu de ces douces faiblesses qui donnent tant de prix à
ses faveurs, qui les assaisonnent de
piquantes résistances, au lieu de ces
parures légères, qu'elles paraissent à
nos yeux avec des qualités viriles,
une franchise audacieuse, une sale
négligence qui dégoûte de la beauté
même ; alors nous redemanderons à
la nature la femme avec ces char-
mans défauts qui semblent exprès
formés pour nous subjuguer et nous
plaire. Aussi la colère dans la femme,
l'affectation de dominer, l'air de violence et de supériorité, d'arrogance
même, rompent les liens avec lesquels le fort est vaincu par le faible.
Il existe pourtant à cet égard beaucoup de diversité selon la constitution de chaque femme : celle d'une
complexion brune, ferme, tendue,
mélancolique, montrera évidemment
plus d'opiniâtreté, moins d'incon-
stance, de légèreté dans ses sensa-

tions, que celles d'un tempérament mou, lymphatique. Mais cependant bien qu'il en soit de même chez l'homme, la femme en général est beaucoup plus variable et changeante que lui.

> *Varium et mutabile semper*
> *Fœmina. . . . .*

La faiblesse, disent les détracteurs de ce sexe aimable, rend les femmes fausses, dissimulées ; elles pensent toujours le mal, comme le dit Publius Syrûs : *mulier quæ sola cogitat malè cogitat.* Ils ignorent, ceux-là, combien de qualités et de vertus il leur reste en partage. Qui leur ôtera l'humanité, la sensibilité, cette âme tendre et compâtisssante qui vaut toutes les vertus, qui répare toutes nos fureurs. On ne peut cependant douter que cet être si timide et si tendre peut passer de la douceur, si naturelle à son sexe, aux plus grands efforts de courage et même d'exaltation outrée : c'est Cléopâtre présentant une coupe empoisonnée à sa rivale et à son fils, c'est une Emilie sacrilége qui veut immoler son bienfaiteur ; une jalouse Hermione prête à déchirer le cœur d'un amant infidèle ! mais jetons un voile sur cet état d'aliénation. N'avons-nous pas vu aussi quelques-unes de ces femmes magnanimes mourir pour leurs époux, d'autres se précipiter sur le bûcher qui les consumait : c'est Arrie montrant à Pœtus l'honneur d'une belle mort, et tant d'autres qui se sont signalées par des actes de courage dans les combats. La faiblesse de leur système nerveux les rend susceptibles de ces profondes agitations et de ces agacemens extrêmes ; tout exerce en effet un puissant empire sur cette organisation frêle et déliée, sur des fibres minces et vi-

vement irritables. Pour complèter
ce qui nous reste à dire, sur la femme en général, que nous n'avons
qu'effleuré, examinons la différence
qui peut exister entre celle habitant
la campagne, et cette autre née au
sein d'une grande ville, et qui y sé-
journe.

Il est généralement reconnu que
les filles de la campagne jouissent de
l'avantage d'être nourries par des
mères qui mènent une vie confor-
me au vœu de la nature; à peine
sont-elles sorties de la première enfance, déjà on les plie sous le joug
du travail, la frugalité préside à
leurs repas; leur éducation dégagée
de précautions trop minutieuses, les
familiarise insensiblement avec les
diverses intempéries des saisons;
chaque jour les voit croître et augmenter en force, elles passent sans
orage comme sans danger l'époque
de la puberté, si souvent funeste aux

filles des grandes villes ; bientôt elles acquièrent tout leur développement, et peuvent devenir mères, et en remplir tous les devoirs sans éprouver les incommodités de la grossesse ; souvent même elles accouchent au milieu des champs qu'elles arrosent de sueurs, et rapportent elles-mêmes leur enfant dans leurs bras.

Transportons - nous au sein des grandes villes : on y voit la plupart des filles, dont les parens jouissent d'une certaine aisance, être remises après leur naissance entre des mains mercenaires, sucer un lait étranger, et ne recevoir des soins que ceux achetés au poids de l'or ; rendues à leur famille, on augmente et on nourrit leur faiblesse, on espère les soustraire aux lois de la nature en écartant d'elles ses atteintes pénibles ; mais bientôt la frêle et débile constitution de ces filles devient le jouet des saisons, et chacune de leurs révolutions est déjà pour elles une source féconde d'infirmités ; sensibles à tout, elles indiquent à chaque instant le trait qui les blesse ; entrées dans le monde , les femmes ne tardent pas à devenir esclaves des plaisirs , en leur sacrifiant les heures du repos et ne goûtant les douceurs du sommeil que lorsqu'elles sont excédées de fatigues ; les appétits le plus souvent factices , les engagent à recourir aux alimens du plus haut goût, desquels il résulte des digestions pénibles ; les spectacles qui caressent le plus leurs passions sont ceux auxquels elles donnent la préférence ; le jeu est pour quelques-unes un dieu auquel elles sacrifient : enfin le plus souvent elles affrontent les intempéries des saisons, en ne se couvrant que d'une simple gaze. Arrive l'instant de la conception: trop peu pénétrées des nouveaux devoirs que la nature leur impose, ces femmes négligent de partager le temps de la gestation entre le repos et un exercice modéré, et une vie frugale ; quelques-unes même s'oublient jusqu'à se jeter dans tous les écarts des plaisirs les moins convenables à leur nouvel état, et trouvent ainsi le secret de métamorphoser un état très-naturel, en une source féconde d'accidens graves et de circonstances critiques.

Combien alors ne faut-il pas au médecin de précautions et de prudence pour gouverner la santé d'une organisation frèle et aussi mouvante que celle de la femme dans tous les états de sa vie! combien de saccades dans les affections, de jeu et de retour dans les ressorts de cette inconstante sensibilité ! dans quels abîmes du cœur le médecin doit descendre tantôt avec discrétion, tantôt avec une imposante fermeté ?

CHAPITRE II.

De la Génération, de la Grossesse, et de l'Accouchement.

La génération est cette fonction par laquelle les corps vivans et organisés reproduisent des individus semblables à eux, et perpétuent ainsi leurs races et leurs espèces.

Ce serait une entreprise bien téméraire de notre part de vouloir expliquer le mystère de la génération; les forces de l'esprit humain se brisent contre le voile impénétrable dont la nature l'a recouvert, mais est-il permis de croire que l'enfant soit formé par le mélange des deux semences, comme le prétend le vulgaire, et devons-nous admettre, comme le pense Buffon et un grand nombre d'auteurs, une semence fécondatrice dans la femme mais qui n'a réellement existé que dans leurs imaginations ; car il est aussi évident que la femme ne posséde pas plus de semence que les végétaux , dont la fécondation s'opère par la seule intervention du pollen des étamines. Nous ne taririons pas si nous voulions exposer les différentes hypothèses émises sur le mélange de ces deux semences , celle enfantée par Buffon , qui admet que la semence est un extrait de toutes les parties du corps , que la génération est un assemblage de molécules organiques qui reçoivent la figure des parens par un moule intérieur , est tout-à-fait dénuée de vraisemblance. Supposons un père et une mère manchots du même bras , une chienne et un chien ayant la queue coupée, il naîtra pourtant des enfans avec deux bras bien conformés , et des chiens à longues queues ordinaires ; voilà donc la nature réparant d'elle-même les défauts des êtres générateurs.

Il serait hors de notre sujet de fatiguer nos lecteurs des efforts infructueux qu'ont faits les hommes, depuis plus de trente siècles, pour expliquer cette œuvre admirable de la génération; chacun a fait jouer à son imagination des rôles parfois très-ridicules. Le système des œufs, produits par la femelle seule, a cependant prévalu, et leur évolution est tout à fait reconnue. Le système des germes, appartenant seulement aux femelles, expliquerait assez bien la propagation des pucerons sans l'intervention des mâles. Mais il est plus vraisemblable, et tout paraît le prouver, que la femme donne le germe tout préparé et que la semence ou le sperme de l'homme en est l'excitateur ou le vivificateur. Mais comment se fait-il qu'il y a des enfans qui ne ressemblent point à leur père et qui ressemblent à leur grand-père? Ce fait est embarrassant dans toutes les hypothèses, mais sur-tout dans celle des molécules organiques. Nous pourrions dire cependant que les parties séminales qui sont le fondement de cette ressemblance, et qui ont été transmises par l'aïeul, n'ayant pas exercé leur activité dans le père, par lequel elle sont passées, parce que quelques circonstances difficiles à déterminer, les y ont tenues captives, ont trouvé une occasion plus favorable, de se développer dans le fils; il en est de même de la ressemblance des neveux avec les oncles ou les tantes. Ces raisonnemens sont captieux, dira-t-on, mais nous ne pouvons avancer quelques conjectures sur cette matière, qui n'offre rien de positif.

Quant à l'imagination de la mère, peut-elle influencer de quelque manière sur la formation du fœtus ? la matière est encore fort délicate à résoudre ; il ne manque pas, il est vrai, d'histoires ou plutôt de contes sur la disposition morale de la femme que l'on prétend avoir beaucoup de pouvoir sur la formation du fœtus, soit pour modifier le caractère et la trempe de son esprit, et personne n'ignore qu'une tradition populaire veut que les enfans illégitimes aient plus d'esprit que les autres ; ferons-nous jouer un rôle aux humeurs comme l'ont fait quelques auteurs recommandables? nous nous en abstiendrons ! *Mallebranche* a donné comme chacun sait, la plus grande extension au pouvoir de l'imagination de la mère sur l'enfant, mais il n'a pu baser ses faits que sur des hypothèses plus ou moins gratuites, et les auteurs qui ont entrepris de les réfuter, se sont servis de même de moyens très-vicieux en les tirant de l'anatomie, et des rapports mécaniques qui existent entre les divers organes. Qu'une femme troublée par quelques passions violentes, qu'elle se trouve dans un grand péril, qu'elle soit épouvantée par un animal affreux, et accouche d'un enfant contrefait, certes c'est un accident trop connu pour qu'on puisse en douter, mais dirons-nous qu'il y a eu entre le fœtus et la mère une communication assez intime pour qu'une agitation dans les esprits, où dans le sang de la mère, se transmette au fœtus et y cause des désordres auxquels les parties de la mère auraient résisté, mais auxquels les parties délicates du fœtus succombent. A l'exemple de Descartes, restons dans le doute lorsqu'une chose n'est inexplicable que parce qu'elle est obscure et parce que nous ignorons des circonstances qui nous en donneraient la clef si nous les connaissions , nous est-il également permis d'ajouter foi à l'histoire de cette femme accouchée d'un enfant dont les membres étaient rompus de la même manière dont elle les avait vus rompre à un criminel, *credat judæus Apella , non ego.* Cependant , ce dont on ne peut douter, c'est que l'esprit des femmes enceintes est singulièrement modifié ; leurs envies , leurs caprices , leurs dégoûts prouvent qu'elles sont dominées par des sensations intérieures qui naissent du nouvel état dans lequel elles se trouvent ; mais il ne s'en suit pas qu'on doive croire aussi que les désirs non satifaits produisent, sur la peau de l'enfant, une altération organique dans un endroit correspondant à celui où la femme a porté sa main ; ce n'est encore qu'une hypothèse que le vulgaire peut prendre pour une réalité, mais à laquelle le médecin ne peut ajouter foi. Est-il en effet une femme qui, avant d'accoucher, ait annoncé que son enfant serait marqué de telle manière à tel endroit, et, dans ce cas, a-t-on vu l'accouchement confirmer sa prédiction? Nous n'en connaissons pas d'exemples. C'est au moment où elle voit son enfant, sur lequel elle aperçoit quelque difformité, qu'elle est habile à trouver des ressemblances et à se rappeler des envies que souvent elle n'a pas éprouvées. Nous ignorons donc la cause des altérations organiques que l'enfant apporte en naissant ; cependant on peut penser que ces marques ou envies sont plutôt le résultat de quelques maladies du fœtus dans le sein de sa mère.

La grossesse est cet état où se trouve la femme qui porte le fruit de la conception pour le mettre au jour à la fin du neuvième mois ; c'est bien, comme l'a dit Mauriceau, une mer orageuse sur laquelle voguent la mère et son enfant pendant neuf mois. Mais quels sont les signes qui indiquent que la conception a lieu ? Ils sont encore couverts d'un voile épais qui les rend fort équivoques. On parle bien d'une sensation voluptueuse ou douloureuse à la région de l'utérus qui s'étend dans les aines, les lombes ou les reins, qui se propage jusqu'au nombril , de l'applatissement du ventre, ce qui a fait passer en proverbe cette expression triviale : *qu'en ventre plat enfant il y a.* Cependant , malgré les autorités dont on s'appuie, ces signes sont encore très-incertains ; mais ce qui peut rendre la conception probable, c'est la suppression des menstrues ou règles. Nous avons dit probable, parce que cette suppression peut provenir d'une exposition accidentelle au froid, ou d'un changement produit dans l'économie de la femme par l'état du mariage ; d'ailleurs, si on s'en rapporte aux écrits des voyageurs, on sait que les *Groënlandaises* et les femmes du *Brésil* ne sont pas réglées, et il arrive quelquefois que la conception devance les signes de la puberté ; nous nous permettrons cependant d'élever quelques doutes sur les récits de ces femmes qui ont pu devenir mères sans avoir offert aucune marque de cet écoulement périodique. La présence de l'écoulement sanguin n'est pas non plus un signe évident que la conception n'a pas eu lieu ; les exemples de femmes menstruées pendant leur grossesse, sont assez fréquens. Cependant tout porte à croire que la femme est enceinte lorsqu'aux symptômes ci-dessus désignés, elle éprouve de la langueur, de la tristesse, que les traits de son visage s'alongent, que ses yeux sont cernés, moins vifs que de coutume, qu'elle éprouve des maux de tête, que des taches noirâtres se répandent sur diverses parties de son corps. Pendant les six premières semaines, on peut compter l'anxiété précordiale, vulgairement *maux de cœur*, suivis de vomissemens, surtout lorsque l'estomac est vide, les appétits bizarres, les passions insolites, l'engorgement des mamelles, le développement de leur sensibilité, le gonflement de leurs veines, enfin quelquefois le commencement de sécrétion et d'excrétion laiteuse qui s'établissent dans ces organes. Personne n'ignore cependant que les anciens portaient très-loin leur prognostic, et que plusieurs annonçaient avec confiance que telle femme était grosse d'un enfant mâle, si, en se levant pour marcher, elle avançait le pied droit le premier, si en s'appuyant sur le bras d'un fauteuil, c'était sur la main droite qu'elle se reposait, si elle avait le sein droit plus gros que le gauche, les veines de la main droite plus développées, plus pleines que celles de la gauche. Le père de la médecine en avait même tiré cette conséquence que les mâles étaient placés dans le côté droit de la matrice, et les femelles dans le gauche. De nos jours, ne voyons-nous pas encore de ces matrones prononcer gravement, après quelques signes mystérieux, que telle femme est enceinte d'un garçon ou d'une fille, et la femme crédule les écoute! Qu'elle se défie donc également de ces charlatans qui assurent d'une manière très-positive, qu'elle est enceinte avant le troisième ou quatrième mois, temps qui suffit alors pour indiquer, par des signes plus certains cet état de gestation. Nous renvoyons d'ailleurs à un traité d'accouchement pour l'explication de ces signes, qui sont : les mouvemens du fœtus, le changement de volume de la matrice, et le ballottement.

Pouvons-nous assigner une époque bien précise pour l'accouchement, et ne varie-t-elle pas dans les différentes espèces d'animaux? Comment en effet se fait-il qu'on parle de grossesse prolongée jusqu'au dixième ou onzième et douzième mois, et même davantage; il faut avouer que nous sommes encore très-embarassés sur ce point, car la physique, qui nous a appris beaucoup de choses, sans contredit, ne nous a pas encore dévoilé la raison des périodes que les corps vivans affectent dans leurs opérations. Elle ne nous a pas plus instruits sur la cause qui a fixé la durée de la grossesse à neuf mois que sur celle qui assigne vingt-un jours à l'incubation du poulet; il s'est trouvé cependant des gens plus sévères que la loi, et qui ont décidé affirmativement que l'accouchement devait se faire au terme précis de neuf mois révolus; on est vraiment étonné que des hommes qui ignorent encore les causes physiques des fonctions les plus sensibles et les plus familières du corps humain prennent le ton le plus décisif sur une matière qui laisse à peine quelque place aux plus modestes conjectures. Dans l'espèce humaine, le moral a quelquefois tant d'activité et tant d'empire sur les mouvemens physiques du corps, qu'il en arrête, accélère, ou pervertit le cours, ce qui doit changer beaucoup l'ordre et la quantité du temps que les diverses fonctions vitales ou animales exigent. Qui n'a pas été consulté par quelques femmes arrivées au septième mois d'une heureuse grossesse, et qui pensant à la prétendue culbute de leur enfant préféraient accoucher au septième mois, redoutant le huitième, qui devait être mortel pour leur enfant, si l'accouchement avait lieu. Il est vraiment pénible d'entendre de

pareils contes préparés par l'im-
péritie des sages-femmes et du vulgaire des accoucheurs de campagne,
qui augmentent journellement le
le nombre des estropiés et des victimes. Qu'elles se rassurent donc, ces
femmes pusillanimes et crédules !
qu'elles apprennent que plus elles
approcheront du terme de la grossesse, plus leurs enfans seront doués
d'énergie, et seront susceptibles de
vivre. Mais, ce qui est éminemment
condamnable, c'est de voir de ces
matrones vouloir terminer les accouchemens les plus plus difficiles,
et ne faire appeler un accoucheur
qu'après avoir causé des accidens ir-
remédiables par suite de manœuvres
grossières et barbares qui trop souvent deviennent funestes à la mère
et à son fruit. Comment se fait-il que
les négresses accouchent avec une si
grande facilité, et qu'à peine les douleurs les avertissent assez tôt pour

qu'elles puissent s'y disposer ? à Saint-Domingue, il est même assez singulier de voir une négressse revenir du travail chargée d'une pierre sous le poids de laquelle ses muscles se gonflent, et qui se presse autant qu'elle le peut avec ce fardeau volontaire pour gagner le lieu où elle doit accoucher, persuadée que sans cette compression, elle n'aurait pas le temps d'arriver, et ailleurs dans une autre partie de cette île, les créoles espagnoles accouchent-elles aussi heureusement et presque seules, devons-nous en accuser la chaleur du climat ? non sans doute : car, dans les mêmes lieux, la femme riche, qui vit dans la mollesse et l'oisiveté a besoin d'un accoucheur ; la femme sauvage du Canada, sous l'un des climats les plus rigoureux du globe, accouche avec la même facilité que la négresse, et, pour ré-soudre cette question d'une manière complète, comparons de même sans prévention, dans nos climats, les femmes des campagnes d'avec celles des villes; les premières, continuellement distraites par des occupations nécessaires, se trouvent souvent au milieu de leurs grossesses sans presque s'en être aperçues; parvenues à la fin du neuvième mois, comme elles ne sont pas pressées d'accoucher, elles n'aggravent point les peines qui accompagnent cette fonction, par les inquiétudes d'une attente chagrinante; la nature les surprend quelquefois au milieu de leurs occupations journalières, trouvant en elles des organes robustes et une âme calme; elle opère sans contradiction, et les délivre par conséquent avec moins de souffrance et plus de célérité; elles n'ont pas à redouter les suites de l'accouchement, qui ne sont en partie des maladies réelles que pour le plus grand nombre des femmes de la ville, et en partie une espèce d'étiquette et de convention qui les assujettit pendant un temps déterminé au régime des malades ; nos vigoureuses villageoises n'ont pas le temps de se traîner méthodiquement pendant plusieurs semaines du lit sur une chaise longue ; leur courage supplée aux forces que la nécessité donne quelquefois aux femmes des villes ; car ne voyons-nous pas journellement dans la capitale, des femmes d'ouvriers peu aisés s'en aller à pied chez la sage-femme au moment de leur accouchement, et qui s'en retournent de même le lendemain. Il est donc certain que dans tous les lieux où les moyens de seconder l'accouchement n'ont point été réduits en art, les femmes ont, pour l'ordinaire, des couches moins pénibles et plus heureuses que dans les endroits qui fourmillent d'accoucheurs et de sages-femmes ; cependant il n'est pas douteux qu'on ne

secondât cette fonction d'une manière plus efficace, si le nombre des
personnes qui doivent aider une
femme en couche se bornait à deux
ou trois personnes de ses plus
intimes amies qui, par un air ouvert, fissent désultion à ses souffrances, et calmassent ses frayeurs par
une contenance assurée, et un accoucheur dont le sang-froid, la patience, la réserve et la sérénité lui
servissent de garant pour la tranquilli-
ser ; il n'est pas douteux, disons-nous,
qu'on ne secourût plus utilement une
femme par ces moyens que par
l'assistance tumultueuse d'un grand
nombre de gens effarés, tristes, dont
les soins multipliés et souvent dé-
placés grossissent à son imagination
le mal qu'elle peut souffrir, et le
danger qu'elle craint.

Mais, dira-t-on, pourquoi les femmes accouchent-elles plutôt la nuit
que le jour ? Nous est-il permis de

croire, comme le pense le vulgaire des praticiens, que l'instant physique de la conception règle celui de l'accouchement, et que la conception ayant lieu moins souvent de jour que de nuit, il doit y avoir conséquemment plus d'accouchemens pendant la nuit; l'observation dément très-souvent cette assertion hasardée : mais, n'est-il pas plus raisonnable de penser que, pendant la nuit et le sommeil, il y a relâchement de la fibre musculaire, et, par conséquent, tendance à une détente générale des parties, soit internes, soit externes de la génération; l'absence de la lumière et du calorique doit produire ce relâchement, puisqu'on est convaincu que ces deux corps sont doués d'une action stimulante et d'une énergie qui tient un des premiers rangs parmi les plus forts excitans; il s'ensuit donc que la parturition doit avoir lieu de préférence la nuit; aussi est-il très-ordinaire de voir opérer cette crise de l'accouchement, au coucher ou au lever du soleil; de là aussi la raison pour laquelle l'expulsion du fœtus a lieu communément plus ou moins avant dans la nuit, parce qu'il a fallu absence de lumière et de calorique libre pendant ce temps, pour affaiblir entièrement la tonicité des parties qui s'opposent à l'accouchement.

CHAPITRE III.

De l'hygiène des femmes enceintes.

§. 1º. *De l'Air et des Habitations.*

LES impressions que l'air produit sur les corps organisés dépendent de sa pesanteur, de ses degrés de température, des proportions dans sa composition, de l'altération qu'il éprouve par les émanations diverses qui s'y mêlent, du courant qui le renouvelle, et sur-tout des changemens subits qui s'opèrent dans ses qualités sensibles.

L'atmosphère est donc susceptible de se présenter avec des qualités qui influent sur l'économie plus ou moins fortement, suivant que les vicissitudes s'opèrent avec plus ou moins de rapidité, suivant qu'elles sont plus ou moins intenses, et que le principe conservateur est davantage énergique.

Toutes les femmes, pendant leur gestation, n'ont pas également à craindre l'influence des mêmes vicissitudes atmosphériques ; celles de la campagne, menant une vie plus ou moins active ; celles à qui le besoin de se procurer les choses indispensables à leur existence, a imposé la nécessité de participer à des travaux rudes, dont la délicatesse de leur organisation semble devoir les exempter, celles-ci trouveront en elles-mêmes les plus sûrs garans contre les vicissitudes de l'air qu'elles bravent impunément. Mais jetons les yeux sur celles qui, jouissant de quelque fortune, se condamnent à vivre dans l'inaction la plus absolue, et sur celles qui, nées et élevées au sein des grandes villes, n'ont jamais vu la campagne qu'à travers les glaces de leur voiture, et qui, dès leur berceau, sont passées dans le tourbillon du monde ; voilà sur-tout les femmes pour qui nous écrivons, et auxquelles nous ne saurions trop recommander les préceptes sévères des lois de l'hygiène. Les femmes enceintes ne supportent donc pas toujours, sans inconvéniens, l'action d'un air froid, et d'autant plus qu'il est plus humide ; les affections catharrales de la poitrine et la toux qui les accompagne, pouvant produire des accidens graves, tels que l'avortement, etc. On ne saurait donc trop leur recommander de ne pas s'exposer aux changemens brusques de la température, de renoncer, conséquemment, aux promenades du soir, et d'autant plus que le sol est plus humide et plus marécageux ; qu'elles respirent au contraire celui du matin, il est le plus salutaire et le plus pur de la journée; il n'est pas aussi chargé d'humidité. Il en est d'autres qui, pour se garantir du froid, se servent de chaufferettes qui, loin de remplir le but désiré, les exposent souvent à des vapeurs malfaisantes ou à des suppressions de la transpiration non moins nuisibles. On ne peut donc disconvenir que l'influence fâcheuse du froid et de l'humidité qui règnent dans les lieux bas, exerce journellement, dans les grands appartemens, son empire sur les femmes enceintes; nous ne voyons donc aucunement l'impossibilité d'établir, dans les petites églises, des poëles comme dans les salles de spectacles, pour obvier à ces inconvéniens. quant à ces dernières, elles ont, pour l'ordinaire, le défaut contraire; la chaleur qui y règne est quelquefois extrême; aussi voit-on un assez grand nombre d'accouchemens avant terme, et des maladies fâcheuses à la mère et

à son fruit, être le résultat de la fré-
quentation habituelle de ces lieux ;
aussi n'est-il pas rare de voir de ces
femmes irritables être atteintes d'affections spasmodiques qui, plus d'une
fois, se terminent par l'avortement.
A moins cependant qu'on voulût obvier à ces inconvéniens, si les salles
étaient construites de manière qu'elles
eussent une entrée et une sortie particulière ; qu'elles fussent placées de
sorte qu'elles se trouvassent le moins
possible incommodées par la chaleur ;
qu'elles pussent prendre l'air à volonté et satisfaire, sans difficulté,
certains besoins urgens. Nous ne
saurions donc trop élever notre voix
contre celles qui, pendant leur grossesse, sont sujettes aux maux de tête,
aux syncopes ; elles doivent s'interdire, pendant toute sa durée, ce genre
de plaisir, ainsi que les cercles nombreux ; de même doivent-elles éviter,
en général, cet air chargé d'émana-

tions délétères, comme il peut s'en rencontrer dans tous les cas où un grand nombre d'hommes ou d'animaux se trouvent rassemblés dans un même local, quelquefois très-resserré; les émanations qui s'élèvent de certains lieux insalubres, et les vapeurs fortes, leur seraient nuisibles; il faut donc, autant que possible, que les femmes enceintes s'éloignent du voisinage des marais, des tanneries, des mégisseries, des égoûts, des latrines, etc.; l'air qu'on respire dans les hôpitaux, dans les prisons, ne leur convient pas davantage; aussi n'est-il pas rare de voir régner, dans les salles qui leur sont destinées, des mortalités effrayantes; qu'elles éloignent de leurs appartemens, et surtout pendant la nuit, les fleurs qui répandent les odeurs les plus suaves, comme la rose, le jasmin, le lis; enfin toute espèce de fleurs qui dégagent ordinairement une trop grande quantité de gaz malfaisans, susceptibles d'affecter trop violemment leur sensibilité nerveuse, et pouvant produire des affections spasmodiques qui ne sont déjà que trop fréquentes dans nos grandes villes. La campagne leur offrira, au contraire, des avantages inappréciables : pureté de l'air, agrément des promenades, simplicité, éloignement des passions, des intrigues; que de raisons pour les engager à s'éloigner des villes, lorsque leurs facultés et les circonstances le permettent.

Le choix des lieux que doivent habiter les femmes enceintes n'est pas indifférent; mais il n'est pas permis, malheureusement, à toutes les classes de la société de pouvoir exécuter ce que nous devons prescrire à ce sujet; mais ces conseils sont trop importans pour n'être pas suivis de celles qui se trouvent dans une heureuse indépendance. Comme l'air a une influence différente, suivant la nature du tempérament de la femme, celles qui sont douées d'une constitution lymphatique, molle, habiteront, de préférence, les lieux élevés; mais, au contraire, les femmes dont le système nerveux est très-susceptible et très-développé, devront fixer leur habitation dans des vallées, des plaines, lieux dans lesquels un air doux pourra, jusqu'à un certain point, corriger cette disposition physique et morale, si nuisible à la santé de la mère et de l'enfant. Adressons-nous à quelques-unes de nos dames qui ne seraient pas disposées à suivre nos conseils; qu'elles apprennent qu'en ne considérant même pas l'influence des lieux sur leur moral, l'air long-temps renfermé qu'elles vont respirer dans les bals, les cercles et les spectacles, leur est le plus souvent très-funeste.

Les habitations, en nous mettant

jusqu'à un certain point à l'abri des influences atmosphériques, peuvent nous procurer le grand avantage d'agir directement sur la portion d'air qu'elles circonscrivent, et d'en modifier la température, ou d'en corriger les qualités pernicieuses; elles doivent donc être situées à l'est ou au sud-est, placées à mi-côte, généralement bien ouvertes et éclairées, où l'air puisse circuler, et les vapeurs se disperser avec facilité. Choisir un asyle champêtre, éloigné des marécages, des eaux stagnantes, des égouts, des mines, des forêts et des fumiers; mais dont le sol serait pierreux ou sablonneux, et dont la température serait douce et peu variable; que les bâtimens ne soient pas de nouvelle construction, les appartemens bas et humides; qu'elles évitent ceux récemment blanchis, ornés et décorés. Il serait aussi plus convenable aux femmes des villes d'habiter

un local spacieux ; que les appartemens fussent distribués de manière
que, dans l'été, elles en aient un du
côté de l'est ou nord-est, et dans l'hiver, un autre qui fût tourné au sud ;
on pourrait également remédier au
froid en établissant des feux propor-
tionnés aux divers degrés de température ; c'est alors que des cheminées
seraient préférables aux poëles, toutes
choses égales d'ailleurs, à cause de la
gaieté qu'elles procurent, et du calorique rayonnant qu'elles répandent
dans les appartemens ; veut-on opérer
un effet contraire, la ventilation et
le renouvellement de l'air suffiront
pour diminuer la température élevée
de l'atmosphère ; on répandra alors
de l'eau si l'air est trop sec et chaud,
mais non comme on l'avait prétendu,
en plaçant des végétaux dans les appartemens, ces derniers pouvant en
altérer la pureté. Quant aux moyens
propres à le purifier, on aura recours

aux fumigations nitreuses ou muria-
tiques (*voyez* l'ouvrage de M. Guiton
de Morveau). Ce n'est donc pas au
sein des villes populeuses qu'on trouvera, à sa disposition, des demeures
semblables ; c'est à la campagne que
la femme pourra respirer un air pur,
et recevoir l'émanation des végétaux
à son lever, et qu'elle pourra jouir
des délices de la promenade, et sans
inquiétude se préparer des couches
heureuses.

§. II. *Des Vêtemens et Parures.*

Tant qu'obéissant aux lois de la
nature, les femmes n'ont choisi dans
leurs habillemens et leur toilette
que les moyens de se défendre des
intempéries des saisons, le bonheur
a présidé à leurs jours comme la pudeur à leurs actions ; mais aussitôt
que, curieuses de se faire admirer,
elles n'ont écouté que leurs caprices,

la plupart n'ont pu satisfaire leurs goûts qu'aux dépens de leur santé. Rien n'est plus dangereux en effet pour les femmes enceintes, pour celles sur-tout qui sont douées d'une constitution faible, que d'exposer à nu certaines parties de leurs corps qui devraient être habituellement couvertes, telles que les bras et la poitrine, ces parties ayant une telle correspondance, qu'il ne suffit souvent que la moindre impression soit ressentie sur les premières pour se transmettre de suite aux poumons. On peut en dire autant des mamelles qui, outre leur texture délicate, partagent en quelque sorte l'activité de l'utérus, à raison des sympathies étroites qui les unissent à cet organe, de manière qu'étant douées d'une plus grande sensibilité, le froid doit agir sur elles avec plus d'énergie. Veulent-elles paraître plus agréables à leur époux ? Elles se trompent sur leurs véritables intérêts, car leur plus beau titre à l'amour de ces derniers, comme à l'admiration de tout homme sage, est dans les soins qu'elles prendront du fruit précieux qu'elles portent. Qui ne sait en effet que les formes défectueuses et les dispositions des vêtemens peuvent produire, pendant la grossesse, des accidens graves et même l'avortement. Quand ne verrons-nous donc plus cette habitude funeste qu'ont un grand nombre de nos dames de porter leurs corsets garnis d'un busc pendant une partie de leur grossesse ? Elles ignorent sans doute que ces espèces de cuirasses n'ont pas seulement l'inconvénient de gêner la respiration, mais qu'elles exercent une influence remarquable sur la forme naturelle de la poitrine et de l'abdomen, et de là résultent ces engorgemens inflammatoires des mammelles, ces difficultés de respirer, ces maux de tête, et enfin des vertiges et la syncope. Quelle est donc l'intention de celles qui se contraignent ainsi, en se condamnant, sans nécessité, à une gêne perpétuelle et à ses funestes effets? Elles ne peuvent avoir d'autre but que de satisfaire une vanité que tôt ou tard elles paieront cher, ou, ce qui est pis encore, de voiler l'effet d'une faute qu'elles n'osent avouer, et qu'elles couvrent en immolant l'innocente victime qui dévoilerait leur secret. Ces inconvéniens bien reconnus, il est facile de voir combien il est nécessaire pour une femme enceinte de sacrifier aux devoirs de mère, sur-tout vers la fin de la grossesse, ces corsets que la mode a rendus indispensables. Cependant la manière de se vêtir contraire à la santé des femmes enceintes, est souvent moins fondée sur l'amour de la parure et le desir de suivre les caprices de la mode, que sur des préjugés qu'il faut tâcher de détruire. Ne voyons-nous pas encore des femmes se serrer fortement le ventre afin, disent-elles, de se procurer un accouchement plus facile. Cette erreur, digne de l'ignorance du *Japon*, est tellement absurde et dangereuse, que l'on peut à peine concevoir comment elle a pu se perpétuer dans la classe la plus éclairée des Européens.

Les femmes se trouvant pendant la grossesse, très-accessibles aux diverses impressions, doivent se garantir davantage des influences atmosphériques ; les mamelles, organes très-délicats, seront à l'abri du contact de l'air ; pendant l'été, les vêtemens de lin ou de chanvre conviennent alors aux femmes enceintes, à raison de leur propriété conductrice du calorique ; ils doivent être légers relativement au degré de forces musculaires , lâches pour faciliter la libre communication du corps avec l'atmosphère , enfin la propreté la plus grande. L'observation démontre tous les jours que les vêtemens rendus humides par la sueur ou toute autre cause , peuvent produire des effets fâcheux : qu'elles les échangent donc au plus tôt contre des vêtemens bien secs. Dans la saison froide , les vêtemens trop lâches permettraient une espèce de ventilation entre eux et la surface du corps , et deviendraient alors de mauvais préservateurs ; ils doivent donc au contraire s'adapter assez exactement aux formes , de manière qu'ils puissent conserver autant que possible le calorique ; ceux de soie , bien tissus , réunissent à l'avantage de le conserver, ceux de ne se laisser pénétrer que difficilement par les miasmes quelconques, et d'être pour le corps un habillement très-léger. Les vêtemens de laine sont à la vérité mauvais conducteurs du calorique , mais l'humidité les pénètre trop promptement, et les miasmes contagieux s'y attachent beaucoup plus facilement qu'aux autres matières. On ne saurait cependant trop leur recommander de ne quitter que tard leurs habits d'hiver et de les reprendre de bonne heure. Généralement donc , elles doivent être vêtues de manière que les vêtemens n'exercent aucune pression incommode , qu'ils respectent le ventre et les mamelles , de sorte que la respiration ne soit aucunement gênée, le ventre ne devant , dans son développement, rencontrer aucun obstacle , la poitrine aucune opposition à ses mouvemens. Les divers vêtemens doivent alors prendre leur point d'appui sur les épaules , et les femmes du peuple et de la campagne, au lieu d'assujettir leurs jupes avec des liens qui leur serrent

les flancs, et qui occasionnent des tiraillemens considérables sur les hanches, feraient beaucoup mieux de
soutenir ces vêtemens à l'aide des
bretelles élastiques. Les femmes en
général ne doivent point se lacer
pendant leur grossesse. Jetons les
yeux sur les pays où elles ne se la-
cent jamais, comme à *Alep :* la facilité avec laquelle elles accouchent
est très-grande ; de même devraient-
elles rejeter l'usage des jarretières
non-élastiques, sur-tout vers la fin
de la grossesse ; elles compriment
les membres abdominaux près des
grandes articulations, occasionnent des engorgemens œdémateux
et des dilatations variqueuses. On
peut cependant les remplacer par
des jarretières élastiques ou par des
petits cordons fixés à une partie de
l'habillement. Nous dirons peu de
chose des chaussures ; cependant il
est utile de signaler qu'il en existe

encore, dans quelques départemens, à talons élevés, qui rendent l'équilibre difficile et exposent à des secousses et à des chutes qui peuvent déterminer des pertes et l'avortement. Les femmes prudentes rejeteront donc ces chaussures qui nous rappellent des siècles passés, pour les remplacer par des souliers à talons larges et plats. Pour terminer ce qu'il nous reste à dire sur les vêtemens, ne serait-il pas possible de soumettre les productions des modistes à une censure hygiénique, et ne pas permettre qu'elles missent en vogue des modes évidemment contraires à la santé. Joseph II ne regarda pas au-dessous de sa dignité de s'occuper spécialement des moyens de faire disparaître l'usage des corps et corsets ainsi que des paniers.

§. III. *De l'Exercice.*

L'exercice est pour l'homme d'une grande utilité, mais ce n'est qu'autant qu'il le prend dans des justes mesures. On a donc observé que les femmes de la campagne parvenaient ordinairement, sans accident, au terme de leur grossesse ; pendant sa durée, elles ne changent pas leur manière de vivre ni leurs occupations ; la nature les surprend au milieu de leurs travaux ; l'accouchement est heureux et sans suites fâcheuses ; de même voit-on, dans les villes, les femmes de la classe du peuple travailler continuellement pendant cette époque et n'en pas moins accoucher heureusement : il faut donc conclure que le défaut d'exercice est la cause la plus fréquente des accidens qui accompagnent la gestation. Qu'on examine la plupart de nos citadines qui jouissent de quelque fortune, elles mènent une vie sédentaire, et sont très-précautionneuses, n'osent sortir de chez elles si l'air est un peu frais; qui, toujours occupées de ce qui peut leur nuire, s'abandonnent à la vie la plus inactive; ce sont celles-là qui sont frappées de la manière la plus violente par tout ce qui influe sur leur faible organisation; avortent-elles aussi fréquemment, accouchent avec difficulté et éprouvent des pertes; que pouvait-on concevoir de plus ridicule, que de suivre exactement les préceptes condamnables qu'on imposait autrefois à la reine et aux autres dames de la famille Royale: dès qu'une princesse entrait dans son cinquième mois, médecins, chirurgiens et accoucheurs s'emparaient de sa personne, à peine lui permettait-on de sortir de ses appartemens; les voitures les plus douces et les plus beaux chemins ne les rassuraient pas; cependant ces précautions minutieuses ne les exposaient pas moins fréquemment à des accidens sans nombre.

Nous pouvons donc donner pour règle qu'un exercice modéré et habituel est nécessaire aux femmes enceintes : mais y a-t-il une époque où elles doivent s'y livrer ou s'en abstenir de préférence ? Nous pouvons établir, comme précepte, qu'une femme doit s'exercer, pendant toute la durée de sa gestation, d'une manière proportionnée à ses forces, son genre de vie ordinaire, et avec les précautions qu'exige son état ; il sera plus avantageux de s'exposer en plein air, et de préférence à une température sèche et légèrement fraîche, après une alimentation légère ; cet exercice doit donc s'étendre le plus possible à toutes les parties et être proportionné à la force des organes, et à leur manière d'agir ; dans la classe aisée, quelques jeux et les prome-

nades variées remplaceront les pro-
fessions et les métiers qui exercent
le corps sans le fatiguer ; mais il faut
éviter avec soin les violentes commo-
tions ; la danse, lorsqu'elle est modérée, peut être considérée comme
un exercice salutaire aux femmes
enceintes, mais il n'est que trop fréquent que ce genre d'exercice se
change chez elles en une véritable
passion ; elles feraient bien alors de
s'en abstenir, sur-tout de la walse, la
plus échauffante de toutes les danses,
sans compter souvent les imprudences
que commettent quelques-unes en
prenant des boissons à la glace,
qui changent cet amusement en une
source féconde d'avortemens et d'accidens fâcheux. Il faut donc laisser
aux jongleurs ou aux ignorans de
profession le précepte qui conseille
de se promener beaucoup dix à douze
jours avant d'accoucher, de monter
et de descendre pour favoriser le

mouvement par lequel l'enfant doit plonger dans l'excavation du bassin ; et d'autres, au contraire, croyant à la culbute de l'enfant au septième mois, et craignant de lui donner une mauvaise position, prescrivent le repos le plus absolu à cette époque.

L'exercice bien reconnu utile pendant tout le temps de la gestation, à quels genres d'exercice doivent-elles se livrer de préférence, et quels sont ceux qu'elles doivent éviter ? La promenade à pied est certainement celui qui leur convient le mieux, pourvu qu'elle ne soit pas portée jusqu'à la fatigue ; il faudra donc consulter le goût de la femme sur les lieux de sa promenade, cet exercice n'étant pas l'objet d'un calcul trop scrupuleux ; qu'elles préfèrent celles qui offrent le plus d'objets capables de récréer leur imagination ; qu'on leur fasse oublier, par tous les moyens possibles, le but de leur promenade ;

mais, dira-t-on, ces conseils sont tout-à-fait inutiles pour les femmes pauvres, obligées de se livrer à tous les genres d'exercice pendant tout le cours de leur grossesse, et qui, cependant, ne s'en trouvent pas plus mal : cela peut être vrai pour quelques-unes, mais cependant il serait à désirer pour elles qu'elles s'abstinssent, après le sixième mois, de tout exercice capable de produire l'avortement, comme de porter des fardeaux pesans, de puiser de l'eau ; l'observation démontre que de tels efforts, ainsi que la marche forcée, l'action de lever les bras pour atteindre un corps, de simples éclats de rire, la course, un faux pas, de grands cris, suffisent pour le produire ; mais ne voyons-nous pas encore ces préjugés qui consistent à s'agiter, à danser, à faire des promenades forcées sur la fin de la grossesse, dans l'intention de favoriser le travail de l'accouchement ; ne vaudrait - il pas mieux pour elles qu'elles économisassent leurs forces, et, qu'arrivées au terme de l'accouchement, elles pussent les faire valoir ; il en est de même de ces conseils donnés par les détracteurs de cette méthode, qui défendent toute espèce d'exercice pendant les deux derniers mois de la grossesse; ils ignorent donc, ces accoucheurs ou plutôt sages-femmes, que l'inaction complète augmente la débilité à l'époque où la nature a besoin d'une certaine énergie.

Toute femme, en général, dans les trois derniers mois de sa grossesse, ne devrait être chargée de travaux qui exigent de grands efforts, ou des positions gênantes et contraires à sa santé ; il ne faudrait pas que toutes les femmes prissent pour exemple les campagnardes qui, à toutes les époques de leur gestation, chargées de

lourds fardeaux, bravant la saison la
plus rigoureuse, franchissent d'un
pas assuré la glace et le verglas pour
approvisionner leur ménage; mais,
sans aller plus loin, parmi les blan-
chisseuses de Paris et de ses environs,
les accidens d'avortemens et de couches laborieuses ne sont-ils pas rares?
Pendant toute leur grossesse, livrées
à des travaux rudes, au plus fort de
l'hiver travaillant dans l'eau, trans-
portant ensuite de pesans fardeaux
de linge dans les buanderies, et les
livrant aux propriétaires qui demeu-
rent quelquefois jusqu'aux étages les
plus élevés : aussi est-il au-delà de
toute imagination combien ces exercices entraînent d'accidens, et combien ils augmentent le nombre des
enfans morts-nés. Il est très-difficile,
dira-t-on encore, que les femmes de
classe ouvrière puissent cesser leurs
travaux sans porter un préjudice réel
aux moyens de subsistance d'une fa-

mille, mais les filles adultes et les femmes non enceintes du voisinage ne devraient-elles pas, tour-à-tour, remplacer les femmes grosses dans leurs occupations; elles s'y prêteraient d'autant plus volontiers, qu'elles-mêmes auraient également droit à de semblables secours, lorsque leur position l'exigerait; et ne serait-il pas répréhensible cet homme qui contraindrait son épouse enceinte, de s'occuper de travaux évidemment nuisibles à sa grossesse, sur-tout lorsqu'il aurait pu s'en charger lui-même, et ne devrait-il pas être responsable des suites de son insouciance?

Les mouvemens passifs peuvent être convenables et très-utiles si on les supporte bien; mais quelquefois ils produisent des défaillances, des vomissemens auxquels les femmes grosses sont déjà naturellement disposées. On peut en dire autant des mouvemens qui impriment des secousses, tels sont ceux qu'on éprouve dans les charriots roulans sur un sol raboteux, et même dans les escarpolettes; nous ne pensons pas, cependant, qu'on doive interdire à toutes l'usage des voitures; mais celles qui ont la liberté de choisir, ne doivent y aller que rarement, la promenade à pied leur étant beaucoup plus avantageuse. Quant au trot du cheval, il doit leur être défendu; on peut en dire autant de ces montagnes artificielles, dont les dames de Paris sont enthousiastes; il est inutile de leur représenter le danger qu'il y aurait pour elles de tenter ces descentes rapides; la promenade en bateau, sur une eau tranquille, n'a d'autres effets que ceux qui résultent du changement d'air, de la pression de celui-ci sur la surface de la peau, et de l'exercice des organes sensoriaux, par la mutation des objets environnans; ce genre d'exercice peut être convenable s'il fait plaisir à la femme; mais, pour que l'exercice ait toute l'utilité possible, il faut qu'il soit pris en plein air, et non dans des lieux renfermés; préférer le matin au soir, et s'y livrer sur-tout après une alimentation légère, et s'être convenablement vêtu.

L'exercice des organes des sens a, comme celui des organes musculaires, sa juste mesure; son excès ou son défaut produit les mêmes effets. Quant à celui des facultés intellectuelles, poussé trop loin, il épuise les forces. La femme doit donc, pendant sa grossesse, éviter tout sujet d'études, qui nécessite de profondes méditations, qu'elle ne sacrifie pas sa santé, par des veilles multipliées, à ce genre d'étude. Les femmes ne doivent pas être condamnées à une ignorance absolue, mais il faut qu'elles n'étudient et ne sachent bien que ce qu'elles doivent savoir pour faire

faire ressortir avec plus d'éclat leurs qualités et leurs vertus. « Les femmes » savantes, dit Rousseau, semblent » venir établir dans la maison un » tribunal de littérature, dont elles » se font présidentes, et de sublime » élévation de leurs génies, elles » dédaignent tous les devoirs de » femme. » Les lectures d'agrémens sont les seules auxquelles elles doivent se livrer. Nous nous réservons, cependant, de donner plus d'extension à tout ce qui a rapport aux facultés intellectuelles et morales, lorsque nous nous en occuperons.

On se tromperait beaucoup en croyant qu'il est de la constitution de la femme de mener une vie sédentaire ; si, dans ce sexe, la constitution est faible, le plus sûr moyen de l'affermir est l'exercice : Lycurgue avait si bien senti l'importance de l'exercice, qu'il ordonna aux filles de s'exercer aux jeux militaires comme les hommes, non pas pour aller à la guerre, dit *Rousseau*, mais pour porter un jour des enfans capables d'en soutenir les fatigues ; aussi *Sparte* ne vit naître, dans ses murs, que des enfans forts. La grossesse, bien loin donc de contre-indiquer l'exercice, la nécessite ; c'est par son usage que les femmes faibles parviendront à se garantir des incommodités de cet état, à les diminuer, à les détruire, lorsqu'elles en auront ressenti les atteintes. Mais toutes choses égales d'ailleurs, cet exercice doit être réglé d'après la constitution, les forces, l'habitude et les saisons ; les faibles bras de la femme des villes ne pourraient supporter assurément les travaux rudes et continuels de la femme des champs.

§. IV. *Du Repos et du Sommeil,*

L'exercice, loin d'être utile à la

santé, serait préjudiciable si le **repos**
ne lui succédait ; l'un et l'autre doivent être pris dans de justes bornes.
Les alternatives de veilles et de sommeil doivent donc avoir lieu dans les
temps fixés par la nature ; comment
alors approuver la conduite de cette
jeune femme enceinte qui monte dans
sa voiture, après avoir passé la journée dans son appartement, n'exécu-
tant d'autres mouvemens que ceux
que nécessite le besoin de sa toilette ;
elle vole au spectacle, où le grand
nombre d'individus qu'elle y trouve
a déjà empoisonné l'air qu'elle y va
respirer ; plus tard, elle se rendra
dans un bal ou dans une société de
jeu ! et c'est là qu'elle passera la nuit
entière, en butte à toutes sortes d'influences physiques ou morales ; elle
cherchera vainement le matin à réparer les pertes du sommeil de la nuit ;
l'air abattu et le teint pâle qu'elle porte
sur tous ses traits devrait cependnta

l'en avertir. Ainsi donc, quel parallèle avec cette femme dont le travail soutient l'existence ; elle rentre le soir, bien fatiguée, mais exempte de toute inquiétude ; un sommeil paisible vient réparer ses forces et la mettre à même de recommencer le lendemain.

Le repos est évidemment nécessaire à la femme enceinte, lorsqu'il est proportionné au genre et à la durée de l'exercice ; le repos excessif est un des défauts de l'éducation moderne des femmes des villes ; qu'elle se couche cependant quelquefois, pendant le jour, dans les derniers mois de sa grossesse, elle préviendra ces douleurs du dos, du ventre et des cuisses, qui sont si fréquentes à cette époque ; mais il est utile que la femme enceinte garde le repos après le repas, et qu'elle ne se livre à l'exercice et à la lecture qu'après le temps de la première digestion Le sommeil répare les pertes faites pendant la veille.

Que la femme goûte donc ses douceurs,
mais, qu'en général, sa durée soit
relative à la fatigue des organes et à
l'habitude; il doit durer assez pour
détruire la lassitude et rétablir les
forces. Cependant, ayant une grande
propension au sommeil, elles peuvent
s'y livrer plus long-temps qu'à toute
autre époque : trop prolongé, il aurait l'inconvénient du défaut d'exercice, et d'autant plus, qu'il serait pris
dans un lit trop mou et dans la plus
grande chaleur. Quant aux veilles
prolongées, elles doivent être interdites, car on ne répare pas toujours
impunément le matin la perte du
sommeil de la nuit; la nature a des-
tiné celle-ci au sommeil, elle nous
y invite par le calme et la tranquillité; il est donc de nécessité absolue
que les alternatives de veilles, dans
les temps fixés par la nature, se trouvent dans de justes limites.

§. V. *Des Lits et Bains.*

Les lits ont pour objet de procurer du repos, et de préserver des vicissitudes atmosphériques. Les femmes enceintes devront donc éviter ceux trop mous qui provoquent des sueurs et qui les affaiblissent; de même ne doivent-elles se servir que de couvertures qui entretiennent une chaleur qui soit en rapport avec la température de l'atmosphère. Les lits seraient convenablement mieux placés dans un appartement vaste, et entourés de rideaux à moitié fermés, que dans une alcove étroite; qu'elles aient soin de ne pas se coucher comme le font un grand nombre de femmes, avant que la digestion ne soit opérée; qu'elles prennent garde, en sortant du lit, de ne pas s'exposer brusquement au contact du froid; mais elles feront bien aussi de ne pas bassiner leur lit. Le froid, lorsqu'il n'est pas trop grand, donne de l'énergie ; au contraire la chaleur énerve et dispose aux pertes.

L'expérience nous fait voir que les bains tièdes ne sont pas contre-indiqués, d'une manière absolue, pendant la grossesse, malgré le préjugé qui existe sur leur administration ; mais cet état ne les indique pas : leur usage doit être toujours relatif au tempérament et à l'habitude de la femme qu'on doit toujours interroger avant leur administration. En dépouillant ainsi la peau de la malpropreté qui s'y amasse, on favorise la transpiration insensible, et l'on augmente, à l'aide de précautions indiquées, son activité organique ; dans ce cas, ils ne peuvent être salutaires que sous le rapport de la propreté. Il n'est pas de notre sujet de parler des cas où les bains pourraient être employés avec avantage comme moyen de thérapeutique ; cependant, les bains seront très-convenables aux femmes d'une constitution sèche et nerveuse, en détendant la fibre, en donnant de la souplesse à la peau, et en déterminant une légère transpiration ; il est des femmes irritables qui, à la moindre occasion, sont atteintes de convulsions ou autres effets spasmodiques qui les menacent de l'avortement ; ce n'est alors que par l'usage des bains qu'on parvient à calmer tous ces accidens, et qu'elles ne doivent le bonheur d'être mères qu'à leur usage fréquent ; mais ils pourraient être nuisibles aux femmes lymphatiques, molles ; les bains ne feraient qu'augmenter cette disposition, et pourraient donner lieu à des engorgemens lymphatiques et à des leucorrhées ou flueurs blanches, et s'ils étaient trop fréquens, jetteraient la matrice dans l'inertie. Les bains peuvent donc être employés comme moyens de propreté chez les femmes d'une constitution bilieuse, dont la transpiration est abondante, et souvent d'une odeur pénétrante · ils favoriseront cette excrésion, dont la diminution pourrait avoir des effets fâcheux ; mais il sera toujours prudent d'interdire les bains aux femmes sanguines, du moins ne les administrer qu'avec beaucoup de prudence.

Les bains tièdes peuvent être pris avantageusement sur la fin de la grossesse chez les femmes âgées et enceintes pour la première fois ; cependant, ceux de siége pourraient suffire, dans la plupart des cas, pour relâcher les parties molles et favoriser leur extension pendant l'accouchement. Malgré l'usage que les femmes peuvent faire des bains, il faut toujours s'assurer de la manière dont elles les supportent, et il ne faut pas perdre de vue leur sensibilité augmentée ; aussi est-il prudent de s'envelopper, en sortant du bain, avec des tissus de laine, afin de s'opposer au réfroidissement résultant d'une évaporation trop prompte, et de même ne doivent-elles pas s'exposer à l'impression de l'air, sur-tout s'il est froid.

Quant aux bains locaux, comme ceux de pieds, de siége, ils ont été généralement interdits, et personne n'ignore que bien des filles les emploient dans une intention criminelle ; nous reconnaissons, il est vrai, que les bains pris inconsidérément peuvent déranger la nature dans son travail, mais presque toujours infructueusement chez les filles qui ne mériteraient pas de porter le doux nom de mères ; nous n'hésiterions donc pas, cependant, de les prescrire si quelques accidens graves nécessitaient leur emploi, sans crainte de porter préjudice au fruit qu'elles portent dans leur sein; les lotions générales ou partielles peuvent être faites impunément, car les femmes enceintes ne doivent négliger aucun moyen de propreté; mais on doit toujours éviter de les faire avec une eau très-froide, et de les répéter trop fréquemment.

§. VI. *Des Alimens et des Boissons.*

Si la modération et le choix dans le boire et le manger, sont des préceptes indispensables pour tout homme qui veut se conserver en santé, ils sont encore plus essentiels pour les femmes enceintes, puisque leur état les expose à mille accidens qu'elles n'ont pas à considérer dans toute autre circonstance. La quantité d'alimens qu'elles doivent prendre doit donc être proportionnée à leurs besoins réels et aux forces de leur estomac. Mais doivent-elles, sitôt qu'elles se croient enceintes, manger pour deux?

préjugé ridicule et souvent funeste ; car l'observation et le raisonnement combattent victorieusement cette erreur populaire : elles ignorent sans doute, ces femmes crédules, que la suspension des pertes périodiques subvient aux frais d'une double nutrition, au-delà même du besoin ; car il n'est pas rare que l'état de pléthore qui existe chez elles nécessite la saignée ; nous pouvons donc considérer de même, comme absurde, le préjugé qui consiste à nourrir peu les femmes dont les dimensions du bassin ne seraient pas en rapport avec le volume ordinaire du fœtus, dans l'intention de favoriser sa sortie, comme le croit le vulgaire, qui juge que la grosseur de l'enfant est en raison de la quantité d'alimens que prend la mère pendant sa grossesse.

Il ne faut pas perdre de vue que les appétits, en apparence dépravés, que quelques femmes éprouvent, sont un sage avertissement de la nature, qui indique l'espèce d'alimens dont leur estomac peut alors s'accommoder; il est certain qu'une femme robuste et d'une bonne constitution peut manger à peu près de tout pendant sa grossesse, mais avec sobriété; tandis qu'une femme délicate et faible a besoin, au contraire, de grands ménagemens: qu'elle se nourrisse d'alimens simples et faciles à digérer, et qui, sous un petit volume, contiennent beaucoup de matières nutritives, mais rejeter au loin ces alimens excitans, ces lourdes pâtisseries, ces ragoûts épicés. « Lorsque je vois, disait » *Adisson*, les tables à la mode cou- » vertes de toutes les richesses des » quatre parties du monde, je m'ima- » gine voir la goutte, l'hydropisie, » la fièvre et la léthargie, et la plu- » part des autres maladies cachées » en embuscade sous chaque plat. »

Les femmes doivent donc, en gé-

néral, s'astreindre à un régime modéré à l'époque où l'estomac souffre,
et qu'elles éprouvent des nausées,
des vomissemens, des dégoûts, sur-
tout pour les alimens succulens. C'est
une sage prévoyance de la nature
d'avoir ôté l'appétit dans cette première époque de la grossesse ; on
aurait à craindre les maux de tête, la
pesanteur dans les membres, les saignemens de nez et les crachemens
de sang. Il sera donc toujours prudent de ne manger que peu à-la-fois,
mais souvent ; de ne prendre le soir
qu'une alimentation legère, et, en
un mot, de ne satisfaire le besoin
naturel que dans les proportions des
forces digestives. La plupart des femmes peuvent alors se conformer à
ce régime ; mais, parvenues au quatrième ou au cinquième mois, le désir
des alimens est porté trop loin chez
quelques-unes ; qu'elles se gardent
bien alors de répondre à ces appétits

immodérés, qu'elles ne se livrent
point aux caprices d'une imagination
déréglée, pour satisfaire au besoin
factice auquel elles attachent des
idées et une importance ridicule;
n'est-il pas ridicule, en effet, de croire
que les envies des femmes grosses
n'étant pas satisfaites, leurs enfans
apportent, en naissant, l'image des
choses qu'elles ont désirées ; elles sur-
chargeraient, le plus souvent, leur
estomac, au lieu de le contenter : ce
n'est pas qu'il faille astreindre les
femmes à un régime trop sévère ;
autant la trop grande quantité d'alimens peut nuire, autant le défaut
d'alimentation peut avoir quelques
dangers ; aussi n'est-il pas rare de voir
la misère produire des avortemens
fréquens : l'abstinence comme l'in-
tempérance sont donc également nuisibles aux femmes enceintes : elles
doivent, par conséquent, être dispensées des jeûnes et des abstinences

que quelques-unes croient pouvoir observer malgré leur état. Il sera plus convenable de multiplier leurs repas, manger peu à-la-fois, faire un choix d'alimens qui résistent peu à l'action de l'estomac, ce dont on s'assurera si la digestion s'opère sans trouble; enfin, si les fonctions ordinaires ne sont pas dérangées, ne prendre le soir que des alimens légers, si on avait contracté l'habitude de manger à cette heure. Mais quelle est la nature des alimens que doit prendre une femme enceinte, lorsqu'on considère qu'il n'est pas de circonstances de la vie dans laquelle le goût et l'appétit offrent le plus de bizarreries? On peut s'en rapporter, pour le choix, à leurs habitudes, à leur appétit, et sur-tout à l'expérience. Il sera utile, cependant, qu'elles rejettent ceux de pénible digestion, tels que les substances grasses, visqueuses, les viandes dures, fumées, salées, sans oublier les alimens rendus âcres et échauffans par l'art du cuisinier. Il pourrait être dangereux, sans doute, qu'elles changeassent tout à coup la nature de leurs alimens ordinaires ; mais comme l'état de grossesse amène des changemens dans la constitution, il est aussi très-convenable qu'elles secondent les volontés de cette vigilante sentinelle, en apportant elles-mêmes des changemens dans le régime, jusqu'à ce qu'elles soient parvenues à ne se nourrir que d'alimens qui conviennent à leur état ; ce n'est pas seulement dans la nature des alimens que l'on trouve les dérangemens de l'économie de la femme enceinte, mais bien plutôt dans ce goût particulier qui fait rechercher à plusieurs d'entr'elles les alimens qui excitent leur appétit et flattent leur palais ; nous voulons parler de ces assaisonnemens exotiques et de plusieurs de ceux indigènes, comme les alliacés.

Les femmes d'une constitution délicate, nerveuse, naturellement faibles,
dont la diminution des alimens dans
le régime pourrait donner lieu à des
accidens fâcheux, feront bien d'user
d'alimens succulens, tels que les viandes tendres, comme le veau, le mou-
ton, l'agneau rôti, les volailles jeunes,
pigeons, perdrix, poissons, œufs
frais, etc. Mais, quant aux femmes
sanguines, elles se trouveront mieux
du régime végétal, parce que, sous
un plus grand volume, les alimens
contiennent beaucoup moins de matières nutritives : les femmes d'une
constitution bilieuse pourront faire
usage, avec avantage, de fruits mu-
coso-sucrés et acides, bien mûrs,
qu'on regarde injustement comme
nuisibles et propres à causer des tran-
chées, mais qui tendent plutôt à diminuer la constipation si ordinaire
pendant la grossesse.

Parmi les différentes boissons, la

meilleure, sans contredit, pendant les repas, est l'eau rougie ; elle est le plus propre à favoriser la digestion et à soutenir les forces ; les femmes enceintes doivent donc n'user que modérément du vin, car l'excès de cette boisson stimule momentané- ment, et jette bientôt nos organes dans une inertie considérable. Pen- dant l'été, et dans la journée, elles pourront faire usage de sucs de fruits acidules, comme désaltérans, mais éviter avec grand soin les boissons essentiellement stimulantes, comme les liqueurs fortes, le punch, etc., qui sont presque toujours dange- reuses aux femmes grosses, en don- nant souvent lieu à l'avortement. C'est aux femmes de la basse classe que nous nous adressons, et qui ha- bituellement s'enivrent d'eau-de-vie, boisson beaucoup plus dangereuse que le vin. Mais n'aurions-nous pas quel- ques conseils à donner et quelques

reproches à faire à plus d'une de nos
dames qui oublient, dans les salons,
la réserve que leurs devoirs leur im-
posent, et satisfont, sans mesure, la
prédilection qu'elles ont pour ce qu'on
appelle *vins des dames?* Tels sont nos
vins du Midi, le vin de Champagne
mousseux ; est-il aussi du bon ton
de les voir boire du punch et des liqueurs spiritueuses. Dans *Carthage*,
les lois interdisaient le vin aux femmes nouvellement mariées, et au
rapport de *Plutarque*, Numa le dé-
fendit, sous des peines très-graves, à
toutes les femmes, *ó tempora! ó mores!*
Il n'est pas nécessaire, constamment,
que les femmes enceintes boivent jusqu'à ressentir les premiers symptômes d'ivresse, pour éprouver l'influence fâcheuse que les boissons
fortes exercent sur leur état, et,
cependant, il n'est que trop fréquent
de voir des excès de ce genre dans
l'intérieur du ménage ; le café cause

l'insomnie, l'agitation, une excitation générale qui n'est pas suivie de
transpiration, comme celle produite
par d'autres excitans; il peut être utile,
cependant, après une alimentation
abondante, en activant les forces digestives, mais il rend les femmes
sujettes aux pertes et nuit sur-tout à
celles qui font habituellement des
fausses couches ou avortemens; on
en diminuera la quantité sans le supprimer entièrement chez celles qui
en ont contracté l'habitude; cette
boisson étant tellement répandue dans
presque toutes les provinces, et surtout dans les grandes villes, qu'il est
peu de femmes de toutes les classes
qui n'en prennent le matin : en *Allemagne* et en certaines contrées,
aucune paysanne ne se livrerait, le
matin, aux travaux des champs, sans
avoir préalablement avalé une jatte
volumineuse de ce breuvage.

Nous ne pourrions trop nous élever

contre l'abus qu'on fait des boissons chaudes, comme les infusions de thé ; elles doivent également leur être interdites. Quant au café au lait, on doit être plus indulgent, car la plûpart des femmes, et sur-tout à Paris, remplaceraient difficilement cette manière de déjeûner. Nous devons donc dire qu'en général, les boissons tièdes affaiblissent l'estomac, et que, par conséquent, les femmes ne doivent pas en abuser pendant leur gestation ; quant aux boissons à la glace, l'observation prouve journellement qu'elles produisent de violentes coliques et des accidens graves ; elles doivent donc être en réserve sur leur usage.

La quantité des liquides doit donc être proportionnée à la nature des alimens, à la constitution et aux habitudes. Les boissons trop abondantes troublent les digestions, affaiblissent l'estomac. Hors le temps de l'alimentation, elles doivent être proportionnées à la perte des fluides, Tout le monde sait que l'on boit davantage en été qu'en hiver, parce qu'on dépense beaucoup plus par la transpiration ; ainsi, toutes les fois qu'on aura reconnu que les boissons dont les femmes faisaient usage avant leur grossesse ne leur causaient aucune incommodité, il n'y a pas de motif pour les leur défendre ; ainsi, l'eau, le cidre, la bierre, le vin, ne peuvent être considérés comme nuisibles.

§. VII. *Des Évacuations naturélles et des Évacuans.*

Il n'est pas indifférent à une femme enceinte de négliger les moyens qui tendent à la conservation de sa santé ; il faut donc qu'elle cède aux premières sollicitations faites par les urines et les matières fécales. Ces évacuations excrémentitielles devant s'opérer dans des proportions convenables, dans le temps où la nature en prescrît la sortie ; car, si la femme résiste à son premier avertissement, le besoin urgent est quelquefois longtemps sans se faire sentir de nouveau ; de là résulte une constipation quelquefois très-opiniâtre, qui peut produire un sentiment de pesanteur dans la région pelvienne, des maux de tête, l'inappétence, et peut-être l'avortement. D'autres fois, cet état de rétention des matières, par leur poids, leur âcreté, et la distension de l'intestin, provoque des douleurs intolérables, et une évacuation liquide, abondante, qui se prolonge et réclame les secours de l'art. On voit donc combien il est utile à la femme enceinte de céder au premier besoin, et de régulariser cette évacuation par l'habitude, et même de la faciliter par des moyens artificiels. Elle pourra donc entretenir cette liberté du ventre à l'aide d'un régime convenable, et si cela ne suffisait,

elle aurait recours à quelques lavemens émolliens, les seuls qu'elle
puisse se permettre de prendre ;
mais elle doit en éviter l'abus, parce
qu'ils détruiraient le ton de l'organe
et amèneraient la nécessité d'y recourir habituellement. Personne n'ignore
qu'un grand nombre de femmes s'ha-
bituent à l'usage des lavemens ; il en
est même qui en prennent deux et
quelquefois trois par jour, pensant
que rien n'est plus propre à conserver leur santé et la fraîcheur de leur
teint. Mais qu'arrive-t-il ? elles s'exposent à ne pouvoir plus aller à la
garde-robe sans ce secours, et c'est
même inutilement qu'elles en prennent plusieurs. Nous pouvons en dire
autant de celles qui ne satisfont pas au
premier besoin que sollicitent les urines ; elles s'exposent, par la suite, à
ne pouvoir les rendre qu'à l'aide de la
sonde ou du cathétérisme : c'est donc à
tort que quelques praticiens se sont

élevés contre l'usage des lavemens pendant la grossesse : l'expérience prouve que, pris à propos et avec modération, ils sont très-utiles.

La transpiration cutanée abondante produit la faiblesse générale et rend la peau plus susceptible d'être affectée par les vicissitudes atmosphériques ; sa suppression donne naissance à une foule de maladies plus ou moins graves, suivant la constitution des individus. Il est donc nécessaire d'entretenir chez elle une douce transpiration, et ne négliger aucun moyen de propreté relativement à la surface de cet organe ; elles doivent se couvrir alors modérément, éviter la surcharge des vêtemens, une température trop élevée, et les exercices trop violens ; nous ne saurions de même trop à ce sujet faire sentir les inconvéniens de l'usage des cosmétiques qui, la plupart, détruisent les fonctions de la peau, et qui sont généralement nuisibles ; la coupe

des cheveux, pendant la grossesse,
pourrait donner lieu à des inconvéniens quelquefois très-graves, si l'on
ne mettait sa tête à l'abri du contact
d'une atmosphère humide et froide,
ou si l'on négligeait de suppléer, par
quelques évacuans, la sécrétion qui
avait lieu dans les cheveux qu'on
aurait enlevés; quant à la suppression de cette transpiration, elle offre
de même des dangers réels; elle peut
se faire sans irritation, sans trouble,
et alors on ne s'en aperçoit que par
l'augmentation des urines, une diar-
rhée légère, ou quelques autres catarrhes; mais il est rare qu'une
femme enceinte n'éprouve pas, à la
suite de cette suppression, des accidens plus graves, tels que des catarrhes intenses, des douleurs de reins,
des phlegmasies de la poïtrine, de
l'abdomen, etc.; mais ces effets sont
d'autant plus fâcheux, que la suppression a été plus brusque, et que

5

l'impression s'est fait sentir vivement sur une partie de la peau plus sensible et moins étendue. Les suppressions étant partielles, méritent également d'autant plus d'attention, qu'elles n'ont pas de suppléans, et que les accidens de leur suppression ne se dissipent que par le retour de l'évacuation supprimée. On peut en dire autant des dartres ou autres éruptions de la peau, des évacuations établies par l'art, et devenues habituelles.

L'excrétion des matières muqueuses peut varier par sa petite quantité ou son abondance qui annonce presque toujours une disposition aux catarrhes, une faiblesse de la constitution, et il n'est pas rare de voir les femmes grosses sujettes à des troubles dans les digestions, qui se manifestent par l'inappétence, le goût dépravé, et souvent par tous les signes d'un embarras gastrique, lequel nécessite l'emploi des évacuans. L'intérieur des organes génitaux devient quelquefois le siége d'une évacuation abondante de mucosités qui, à cause de l'habitude, mérite beaucoup d'égards; si cette évacuation persistait donc abondamment pour épuiser la mère et nuire à son enfant, il ne faudrait pas la supprimer brusquement, mais prescrire un régime fortifiant.

Quant aux purgatifs que certains accoucheurs prescrivent à toutes les femmes, à des époques déterminées, croyant par-là prévenir tous les accidens qui peuvent se manifester pendant le travail, il n'existe réellement aucune époque qui puisse engager un praticien à prescrire ces évacuans; il faut qu'ils soient indiqués par les symptômes qui, dans toute autre circonstance de la vie, en exigent l'emploi; alors, quelle que soit l'époque de la grossesse, il faut les employer, mais avec le plus grand ménagement. On peut, cependant, assigner l'intervalle compris entre le quatrième et le septième mois, comme l'époque la plus convenable ; mais on ne doit pas en faire une règle. Est-il permis également de prescrire un vomitif pendant la grossesse ; n'en résulterait-il pas des effets fàcheux ? Quoique généralement on regarde le vomitif comme le plus sûr moyen de procurer l'avortement, il ne faudrait pas hésiter, de même que pour le purgatif, à administrer un émétique s'il était essentiellement indiqué, et que, par son emploi, on pût prévenir le développement d'une maladie aiguë, au moment de son invasion ; néanmoins, on ne se permettra un tel moyen que dans les cas de nécessité absolue, et qu'après avoir examiné la susceptibilité de la femme : du reste, n'a-t-on pas vu, et ne voyons-nous pas des émétiques employés dans des intentions criminelles, rester sans effet, et quelques vomissemens procurés par l'art seraient-ils plus funestes que ceux que la nature détermine dès le commencement de la grossesse?

§. VIII. *De la Saignée.*

Un grand nombre de femmes sont dans l'habitude de se faire saigner vers le milieu de la grossesse et au septième mois, mais peu au commencement : elles croiraient être exposées à l'avortement ou à accoucher avec la plus grande difficulté, si elles ne se soumettaient pas à ces sortes d'évacuations.

L'expérience, quoique tard, a déjà fait droit à la vérité, et la raison commence à triompher de ces préjugés, fruits de l'ignorance ou de vaines théories de certains accoucheurs. Combien sont donc éloignés du véritable but ceux qui s'imaginent, parce qu'une femme est enceinte, conseillent la saignée, et non à cause des accidens qui peuvent la compliquer.

Cette pratique, par l'esprit de système et de routine, a prévalu dans beaucoup d'endroits et jusques dans notre capitale où il existe peu de femmes dont on n'ait ouvert la veine au moins une fois pendant leur grossesse. Mais qui sait si ce grand nombre d'enfans débiles qui tous les jours affligent notre vue, ne doit pas être en partie attribué à l'abus que nous venons de signaler ; il en est peut-être de même des purgatifs et des vomitifs que distribuent les sages-femmes et autres personnes dépourvues de l'instruction convenable : outre qu'ils peuvent produire des effets fâcheux analogues à ceux de la saignée, ils seraient capables de déterminer l'avortement ; mais, comme ils peuvent quelquefois devenir nécessaires, ils ne devraient être ordonnés que par des hommes de l'art justement titrés.

La saignée est-elle absolument nécessaire pendant la grossesse? Non,
sans doute, mais cet état ne la contre-
indique pas ; ce sont des vérités at-
testées par les bons praticiens, quoiqu'Hippocrate la défendait expres-
sément pendant toute cette époque :
*mulier in utero gerens sectâ venâ
abortit, et magis si major fuerit
fœtus, lib. V, aph.* 31. Mais Celse
ayant reconnu que cette sentence
était trop sévère, fit pratiquer la saignée chez les femmes grosses, avec
avantage, et bientôt on tomba dans un
excès opposé, en établissant, comme
précepte, que la grossesse indiquait
la saignée; on la prescrivit à toutes
les femmes indistinctement, plusieurs
fois même pendant le cours de leur
gestation; mais, de là, devons-nous
conclure que, sans égard pour le
tempérament, pour l'état de la femme,
il faudra lui tirer du sang parce qu'elle
est enceinte? Préjugé; car cette ma-

nière de généraliser ne peut qu'en-
traîner dans des erreurs funestes.
Essayons donc, cependant, d'indiquer, avec le plus de précision possible, les cas qui peuvent requérir
avec avantage la saignée, et ceux qui
pourraient la rendre nuisible; déter-
minons également s'il est une époque
fixée par la nature pour cette évacuation, quelle quantité de sang on peut
tirer du bras sans inconvénient, pendant la grossesse, et si, dans certains
cas, on peut suppléer la saignée du
bras par celle d'autres parties.

Nous pouvons poser en principe
que la saignée peut être utile pendant
la grossesse, toutes les fois que la
femme est très-pléthorique, qu'elle
éprouve, soit des maux de tête, des
vertiges, des étourdissemens, des in-
somnies, des épistaxis ou saignemens
de nez, et même quelquefois des
crachemens de sang; si, à tous ces
symptômes se joignent la plénitude

et la force du pouls, si le visage est animé, c'est alors que de petites saignées, souvent répétées, peuvent leur être conseillées avec avantage; on peut en dire autant pour celles qui auraient contracté l'habitude de se faire saigner dans leurs précédentes grossesses, et qui auraient déjà avorté spontanément. La saignée serait encore très-utile lorsque la sensibilité de l'utérus et ses mouvemens spasmodiques font craindre l'avortement; elle serait alors, après le bain tiède, le meilleur anti-spasmodique. Nous jugeons également convenable et prudent aussi de pratiquer cette opération aux femmes qui sont menstruées pendant les premiers mois, ou pendant la durée de leur grossesse; car la nature semble alors indiquer la surabondance du sang; mais il sera toujours préférable de la pratiquer à l'époque de l'apparition des menstrues, et non pendant leur écoulement.

Si la saignée peut être nécessitée
dans les cas indiqués précédemment,
ne serait-il pas téméraire et même
très-nuisible de phlébotomiser une
femme d'une constitution éminemment lymphatique, dont la fibre est
molle, et qui naturellement est faible, et celle très-irritable, très sensible. Quel praticien instruit conseil-
lerait la saignée à cette femme pâle,
décolorée, qui, avant sa grossesse,
était à peine réglée, et qui vient,
parce qu'elle est enceinte, réclamer
l'effusion d'un sang précieux, dont
les principes auraient plutôt besoin
d'être enrichis. Qui ne croirait voir,
dans ce tableau, une victime qui
s'offre volontairement à l'autel pour
y être immolée à de vains préjugés :
la saignée ne priverait-elle pas cette
femme du peu de forces qu'elle pos-
sède, et ne pourrait-elle pas la mettre
hors d'état d'accoucher, si elle pro-
longeait sa grossesse jusqu'à terme,

car l'avortement pourrait bien en être le triste résultat. Cependant qui n'est pas consulté journellement par ces femmes qui réclament cette évacuation sanguine ? Nous ne saurions donc trop recommander aux chirurgiens moins de négligence, afin de ne pas pratiquer indistinctement cette opération sur toutes les femmes qui se présentent à eux dans cette intention. Quant à ces dernières, elles ne doivent jamais s'y exposer sans les conseils d'un médecin ou chirurgien judicieux qui, d'après l'examen de leur constitution, et des accidens qu'elles éprouvent, en prescrira l'usage, en déterminera la quantité et le temps. On prévient, dit-on, les pertes pendant le travail et après l'accouchement, lorsqu'on pratique une saignée sur la fin de la grossesse : passe pour les femmes très-pléthoriques ; mais, dans le cas contraire, elles pourraient les déterminer. Au lieu donc de saigner une femme d'une constitution débile, qu'on lui prescrive un bon régime et des toniques, on augmentera ainsi ses forces, et on préviendra les accidens consécutifs que l'état de faiblesse peut susciter. Il n'est donc pas plus raisonnable de déterminer, dans la grossesse, l'époque fixée pour cette soustraction sanguine, qu'on pourrait le faire pour l'administration d'un purgatif; puisque cette opération ne convient que lorsqu'elle est indiquée, et non pas nécessitée, conseillerons-nous de la faire à quatre mois, quatre mois et demi, au septième, et à la fin du neuvième ? Ce serait un abus de croire que, pour une saignée d'élection, il faille attendre que les femmes soient à demi-terme, tandis qu'elle serait plus utile dans les premiers mois, époque où l'on voit survenir, le plus souvent, l'avortement que l'on pourrait prévenir par ce moyen;

pratiquée au troisième mois, elle préviendrait un deuxième, un troisième avortement, en ayant soin, cependant, de ne la pratiquer que quelques jours avant l'époque de leur grossesse où elles avaient coutume d'avorter; on peut en dire autant des femmes menstruées abondamment avant leur grossesse; une saignée pratiquée dans les premiers mois, leur serait très-utile; mais il n'est pas facile de vaincre le préjugé qui l'a rendue dangereuse alors, et il n'est pas rare de rencontrer des femmes qui la refusent avec opiniâtreté, et qui plus tard, sans aucun besoin, la réclament à grands cris. Quelle quantité de sang peut-on tirer à une femme enceinte? Cette quantité doit être proportionnée à l'état de force de la femme, à sa constitution, à son âge et à la violence des accidens que l'on redoute; et comme, pendant la grossesse, on n'a rien tant à redouter que

les faiblesses, les saignées seront généralement petites; et si plusieurs
sont nécessaires, elles seront éloignées les unes des autres, à moins
qu'il n'y ait urgence; cependant, il
faut toujours être avare du sang,
qnoique *Mauriceau* rapporte des
cas où il pratiqua jusqu'à quatre-
vingt-dix fois la saignée pendant la
grossesse, et les accouchemens être
très-heureux; ces exemples ne sont
néanmoins pas à imiter, à moins que
des accidens violens nécessitent leur
emploi plus ou moins fréquent. Est-il
indifférent de saigner du bras ou de
toute autre partie du corps? Comme
il s'agit de remédier, le plus souvent,
à une pléthore générale, la saignée
du bras doit mériter la préférence;
ce n'est pas que celle du pied détermine l'avortement, mais il ne serait
pas prudent de la mettre en usage,
sur-tout dans les premiers temps de
la grossesse; mais, si elle était essen-

tiellement indiquée, il ne faudrait
pas hésiter de la pratiquer lors même
qu'on aurait à craindre l'avortement,
car on ne peut sauver l'enfant sans
conserver la mère ; mais ces craintes
sont, la plupart du temps, puériles.
« Si la saignée du pied, disait *Levret*,
» était un moyen sûr de procurer l'a-
» vortement, peu de filles iraient à
» terme. » Mauriceau parle d'une
femme qui fut saignée huit fois du
pied, pendant sa grossesse, et sans
accidens. Nous-mêmes avons accou-
ché deux jeunes demoiselles qui,
ayant grand intérêt de cacher leur
grossesse, s'étaient fait saigner plusieurs fois du pied, et n'en pas moins
être accouchées à terme, d'enfans
bien portans.

§. IX. *Des Affections morales.*

L'état de grossesse prête enfin à quelques considérations bien importantes
sur les changemens qu'il peut pro-

duire dans le caractère moral de la femme; aussi telle femme qui dans son état habituel brillait par la douceur et l'aménité de son caractère, devient morose, emportée, irrascible pendant une certaine époque de sa gestation, et il n'est pas rare de voir une excellente mère, tendre épouse, vouer pendant sa grossesse une haine implacable à son époux, à un de ses enfans : la moindre provocation est capable d'enflammer sa colère et de l'exalter jusqu'à la fureur. La susceptibilité de la femme est si grande pendant cette époque, qu'elle rend les affections de leur âme très-vives. Elles exigent donc la plus grande attention et par conséquent elles doivent éviter toute impression capable d'agir fortement sur elles, car il n'est aucune cause plus puissante et plus fréquente d'avortement. Les Athéniens et les Romains avaient pour elles, en cet état, un respect vénéré,

les prérogatives dont elles jouissaient
avaient certainement un but très-
louable, et il est à regretter que plusieurs d'entr'elles soient tombées en
désuétude : respecter une femme enceinte, c'est contribuer à sa conservation et à celle de son enfant ; mais
qui n'a pas été témoin d'insolences ,
d'insultes mêmes provoquées par des
gens de la classe ouvrière à des femmes dont l'état aurait dû exciter tout
lenr intérêt ! mais que disons-nous !
n'a-t-on pas vu de ces misérables oser
porter une main criminelle sur une
femme enceinte, et quel nom pour-
rions-nous donner à la brutalité de
celui qui dans sa rage aveugle oublie-
rait qu'en frappant son épouse enceinte, il compromet aussi l'existence
du fruit qu'elle renferme dans son
sein : des peines très-sévères ne devraient-elles pas leur être infligées ?
Combien aussi est il fréquent, parmi
la classe de ce peuple, plongée le plus

souvent dans la débauche la plus crapuleuse, le nombre d'accouchemens malheureux et d'avortemens que l'on peut attribuer aux violences exercées par ces hommes envers leurs femmes.

De toutes les impressions exercées sur nos sens, il n'y en a pas qui influent davantage sur l'imagination que celles qui frappent l'organe de la vue. Les *Spartiates* connaissaient bien l'influence des sensations de la mère sur le fœtus, parce qu'ils avaient soin d'entourer les femmes enceintes d'objets agréables, et de frapper héroïquement leurs sens ; aussi les historiens observent qu'elles donnaient à *Lacédémone* des enfans remarquables par leur beauté physique, leur génie, et leurs mœurs. Ainsi donc, ne devrait-on pas éloigner des promenades, des entrées des églises et autres lieux publics, cette foule d'estropiés et mutilés qui cherchent à

exciter la compassion en présentant
aux passans des membres difformes,
des plaies dégoûtantes, et des ulcè-
rès hideux, de même des épileptiques;
et personne n'ignore que l'épilepsie
par imitation n'est pas rare; loin de
nous cependant la pensée que ces impressions rejaillissent sur leur enfant,
mais la crainte qu'éprouveraient certaines femmes de donner le jour à
un individu qui leur ressemble pourrait produire sur elles un trouble capable d'amener l'avortement. Quand ne
verrons-nous plus également certains
animaux courir librement dans les
rues, comme les dogues, par exemple, qui renversent des femmes et
les exposent à des accidens fâcheux.
Quant aux bêtes à cornes, et notamment les taureaux, il serait à desirer
qu'on fût moins indifférent sur ce
genre de dangers; leur rencontre seule
pouvant pénétrer d'effroi l'âme d'une
femme enceinte, timide naturelle-

ment, et qui l'est encore plus dans cet état de grossesse ; mais il ne serait peut-être pas aussi facile d'obliger les femmes enceintes de s'éloigner des exécutions et autres spectacles analogues qui piquent trop souvent leur curiosité. On ne saurait cependant trop s'opposer à l'impression dans les feuilles publiques de ces rapports, la plupart mensongers, de ces monstres naissans, et même d'en laisser répandre par des colporteurs des desseins grossiers et la description, que le public achète avec avidité.

L'ouie affecte tour à tour la sensibilité générale ; les impressions qu'elle éprouve meuvent toute l'économie, et des observations multipliées attestent qu'on peut, chez des individus sensibles, développer, par le moyen de la musique, telle ou telle passion (*Voyez Traité des effets de la musique, par Royer*) ; et comme par ce moyen on peut faire naître quelque passion violente, inspirer l'amour, la gaîté, la tristesse, etc., on sent combien une femme enceinte doit être prudente sur l'emploi de cet exercice, et ne pas avoir recours à toute espèce de musique. L'audition peut de même être aussi violemment affectée par le bruit subit et violent du tonnerre, du canon; on peut en dire autant des cloches funéraires dans les communes de petite étendue, où la cause de chaque trépas est bientôt connue de tous les habitans, et d'autant plus que la personne décédée est une victime de l'accouchement ou de ses suites. L'invitation de suspendre ce bruit funéraire fut faite au clergé en 1810 par le ministre de l'intérieur, et il serait à désirer qu'elle fût exécutée dans l'occasion sans que le culte religieux auquel il se lie ne fût blessé aucunement.

L'odorat a aussi sur la sensibilité une grande influence, les odeurs fortes ; et même quelquefois les plus suaves, donnent à beaucoup de personnes, des céphalalgies violentes, ou bien elles portent leur influence sur l'estomac, et occasionnent le vomissement ; chez quelques femmes on les voit produire des accès d'hystérie, chez d'autres des syncopes, et ces effets s'observent surtout pendant la grossesse, des accidens graves peuvent en être la suite comme on le voit fréquemment ; en général donc, toutes les émanations qui affectent désagréablement l'odorat, peuvent influer sympathiquement et il faut les éloigner.

Les passions de l'âme n'ont pas des effets moins funestes ; les femmes doivent surveiller leur imagination dans les premiers temps de leur gestation, la lecture des romans, les peintures lascives, les conversations libidineuses, le spectacle de quelques scènes tragiques. Elles doivent également ménager leur sensibilité, écarter d'elles tout objet de mécontentement, ne leur apprendre une bonne comme une mauvaise nouvelle, qu'avec les plus grandes précautions, que ceux qui vivent autour d'elles soient assez judicieux pour ne pas leur en vouloir de certains caprices, et d'une indifférence qui va jusqu'à s'étendre quelquefois sur elles-mêmes, qu'ils ayent la plus grande indulgence aussi pour les bizarreries qu'il faut attribuer à l'état des organes ; qu'ils ayent enfin pour elles tout le respect que leur état inspire. Le sénat de *Rome*, d'après la nouvelle de la mort de *Macrine*, femme de *Torquatus*, consul Romain, causée par un désir excessif qu'elle n'avait pu satisfaire, ordonna qu'il ne serait plus rien refusé aux femmes enceintes. Tout le monde sait qu'un violent chagrin porte sur l'or-

ganisme l'impression la plus pro-
fonde, et pourrait faire tomber la
femme dans un état de faiblesse et
de dépérissement qu'on pourrait considérer comme un triste présage des
obstacles que la débilité apporterait
à l'accouchement, et des accidens qui
en résulteraient. On sait et il est bien
reconnu que la grossesse peut être
troublée par des récits indiscrets de
sages-femmes ou commères ; et qui
n'a pas entendu raconter de ces pré-
dictions fâcheuses de Bohémiennes,
faites à des femmes enceintes ? On doit
au contraire prévenir chez elles ces
émotions pénibles, concentrer les
passions tristes, orageuses, éviter
avec soin les occasions qui pourraient
les porter à la colère, aux transports
d'une joie immodérée, la joie portée
à l'excès n'étant pas exempte de dangers : témoin l'exemple de cette
femme de Sparte qui mourut de joie
après avoir embrassé son fils, qu'elle

croyait mort à l'armée ; et celui de
cette femme Romaine qui éprouva le
même sort en voyant revenir son fils
qu'elle croyait mort dans la fameuse
bataille donnée près le lac. Thrasy-
mène où l'armée romaine fut tail-
lée en pièces. Il faut donc en toute
chose se rappeler l'adage, *moderata
durant, atque vitam et sanitatem
durabilem præstant.* Récréer la
femme par tout ce qui pourra,
suivant ses goûts, son caractère,
lui offrir plus de distraction ; mais
de toutes les affections de l'âme
il n'y a que la gaieté douce et tranquille qui soit utile : c'est donc à celle-ci
qu'il faut chercher à ramener toutes
les autres ; mais avec soin éviter les
passions rapides, les changemens subits, la haîne, la jalousie, la crainte
elle-même qui peut puissamment influer sur son état. Le moral de la
femme enceinte, commande donc
la douceur, les égards, et on devrait

regarder les femmes comme sacrées pendant leur grossesse, et punir sévèrement les malheureux qui les traitent inhumainement. A cet égard, nous avons cru philantropique de signaler ces abus de la négligence avec laquelle beaucoup d'époux traitent les incommodités et les maladies de leurs femmes enceintes ; appartient-il à ces maris, presque toujours ignorans, de juger, aux risques et périls de leurs compagnes, du degré de danger qu'elles courent. Et ne sont-elles pas également repréhensibles, ces sages-femmes qui font parade devant une femme enceinte des cas difficiles dont elles se sont tirées à leur honneur ; l'imagination de la femme prête à accoucher peut être frappée vivement de ces récits, et on conçoit en effet que cette appréhension peut augmenter l'état de spasme, et rendre laborieux un accouchement qui sans cela eût été facile.

§. X. du Rapprochemen des Sexes.

Le coït ou rapprochement des deux sexes détermine une sensation qui peut réagir sur le fœtus, et comment croire que le fruit de la conception, dont l'existence est si frêle, puisse supporter sans dangers les désordres que produit dans toute l'économie l'extase de la volupté; aussi doit-on accuser la plupart des avortemens qui surviennent spontanément, sans cause apparente, à l'abus du coït. Toutes femmes prudentes doivent avoir assez de raison pour réprimer leurs désirs ou du moins les modérer, sans quoi elles risquent de ne pas arriver au terme de la grossesse ou du moins sans accidens; de même l'homme doit penser qu'en se livrant à l'impétuosité des siens, il compromet la vie des deux êtres qui l'intéressent le plus au monde; *laton* regardait aussi comme homicide le rap-

prochement conjugal pendant la grossesse, et *Paul Zanchias (Quœstiones
Med.-Legales)*, prétend que les femmes pendant leur grossesse, ont droit
de se refuser à cet acte du mariage;
le but de la nature est rempli: aussi
voit-on les femelles d'animaux s'é-
loigner du mâle dès qu'elles ont
conçu. On ne peut douter, il est vrai,
que les rapprochemens trop fréquens
peuvent occasionner des accidens
quelquefois très-graves, aussi doit-on
les interdire sévèrement aux femmes
délicates, très-nerveuses, et sujettes
pendant leur grossesse à des hémor-
rhagies de l'utérus; les nations les
moins civilisées ont-elles regardé
aussi le coït exercé pendant l'état de
grossesse, comme un abus digne de
blâme, et pour s'y opposer, les législateurs ont-ils souvent eu recours
au pouvoir de l'opinion religieuse;
aussi la polygamie est-elle en usage
chez presque toutes les nations aux-

quelles ce rapprochement est inter-
dit, « c'est une religieuse liaison et
» dévote que le mariage, dit *Montai-*
» *gne* ; voila pourquoi le plaisir qu'on
» en tire doit être un plaisir retenu,
» sérieux et mêlé à quelques sévérités,
» ce doit être une volupté aucunement
» prudente et consciencieuse, et parce
» que sa principale fin c'est la généra-
» tion. » Quelques philosophes même
ont mis en doute si, lorsque nous
sommes sans espérance de ce fruit,
il est permis d'en rechercher l'em-
brassement ; certaines nations, entr'autres la Mahométane, abominent
la conjonction avec les femmes enceintes. Mais jetons un voile sur ce
tableau, car notre plume pourrait
passer les bornes de la pudeur, en
présentant au jour des idées et des
conseils qui ne seraient interprétés
malheureusement que par les médecins.

SECONDE PARTIE.

CHAPITRE PREMIER.

De l'accouchement, et des moyens propres à le favoriser sans l'aide d'aucun instrument.

L'ACCOUCHEMENT a pour but la naissance d'un nouvel être, et sous ce rapport, c'est une des fonctions les plus importantes de l'économie ; il manquait à la science un nouveau mode de pratique dans l'art de provoquer les douleurs, dans le travail de l'accouchement ; la médecine paraît posséder aujourd'hui cette ressource précieuse, dans l'usage intérieur du seigle ergoté, que nous désignons sous le nom de *pulvis ocyotion*, ou *pulvis partum accele-rans*; ce moyen auxiliaire peut donc dans certains cas, rendre inutile tout emploi d'instrumens chirurgicaux, en remédiant à l'atonie de l'utérus, en développant les forces et l'énergie de ses propriétés vitales, d'où ré-sultent des contractions vives et ré-pétées de ce viscère, qui forcent le fœtus à s'échapper au dehors, par le soutien et l'appui qu'elles emprun-tent des muscles de l'abdomen et du diaphragme.

Le temps pendant lequel dure le travail de l'enfantement, est désigné sous le nom de couches; nous exa-minerons donc les diverses pratiques et médicamens conseillés jusqu'alors, pour faciliter l'accouchement, et nous terminerons par l'emploi de la poudre *ocyotique*, qui doit rempla-cer dans la plupart des cas, les médicamens usités de nos jours, **qui** n'ont d'autres propriétés le plus souvent que de ralentir les douleurs, en jettant la femme dans un abattement considérable, et pouvant être considérés généralement comme incendiaires.

On ne peut révoquer en doute qu'il meurt beaucoup plus de femmes à la campagne dans le temps des couches, la plupart étant privées de bons secours, et par l'abondance des mauvais ; mais aussi dans nos villes, les suites de l'accouchement sont-elles plus meurtrières, par une suite de la mauvaise santé, et par les fautes qui se commettent dans les temps de cette fonction, fautes innombrables et trop souvent sans remèdes ; nous voulons parler des sages-femmes qui la plupart sont peu éclairées et peu instruites sur le manuel des accouchemens qui sont compliqués de quelques difficultés, et dont la plu-

part ont pour règle de leur conduite,
lorsqu'elles sont auprès d'une femme
enceinte, des préjugés plus ou moins
dangereux. Par exemple, que peut-on
considérer de plus pernicieux, que
l'administration du castoréum, des
teintures de safran, de la sauge, de
la rhue, sabine, huile d'ambre, vins
brûlés avec des aromates, eau-de-
vie, liqueurs de toutes espèces, que
certaines de ces femmes conseillent,
lorsque l'accouchement est pénible
et lent? Ne sont-ce pas le plus souvent
de véritables poisons, qui, bien loin
de hâter l'accouchement, le rendent
plus difficile en enflammant l'utérus
qui ne peut plus se contracter, et
les parties qui servent au passage du
fœtus, par là même, se gonflent,
rétrécissent les voies, et mettent
obstacle à la sortie du fœtus ? A combien aussi d'accidens cette pratique
routinière donne-t-elle lieu ; et qui
n'a pas été témoin de ces hémor-

rhagies abondantes mortelles, provoquées par ces moyens médicamenteux. Une infinité de causes peuvent
ralentir les douleurs de l'accouchement ; mais faut-il à l'exemple de ces
matrones, administrer indistinctement les spiritueux sous toutes les
formes ? ne serait-il pas dangereux,
ce genre d'administration chez ces
femmes vigoureuses, robustes, qui
ne demandent au contraire qu'à
être débilitées ; mais quant aux femmes lymphatiques, d'une constitution molle, chez lesquelles on craint
une inertie complète des forces, et
par conséquent le ralentissement des
douleurs expulsives et même leur
suspension, doit-on s'autoriser lors
même à leur administrer les âcres
et les excitans qui n'agissent pas sur
la fibre musculaire de l'utérus, mais
qui augmentent la circulation, et
favorisent les pertes qu'il faut éviter
avec grand soin.

Le ralentissement des douleurs varie donc suivant des causes bien différentes; il ne conviendrait pas, par conséquent, d'administrer également des lavemens irritans, des purgatifs, des vomitifs indistinctement, pour réveiller l'action de l'utérus, puisque ce ralentissement peut tenir soit au spasme de ce viscère, à son oppression de forces, ou à la diminution de sa contractilité organique. Il s'agit donc plutôt de remédier aux différens états ci-dessus énoncés, qui mettent obstacle à l'accouchement : nous nous abstiendrons, cependant, dans le cours de cet ouvrage, de parler des moyens mécaniques, ou plutôt de l'application des instrumens propres à le faciliter et à le terminer. Renvoyons à un traité d'accouchemens, où ces procédés sont suffisamment détaillés: Quant à nous, n'ayant pour but que l'accouchement naturel, qui peut être interverti dans son cours par des causes tout-à-fait étrangères, soit à la position de l'enfant, soit à la viciation des parties anatomiques (1).

---

(1) C'est à la fin de l'adolescence que les organes génitaux deviennent propres à remplir leurs fonctions, mais ils ne le font encore que d'une manière très-imparfaite ; le bassin, chez les femmes, n'a pas, à cette époque, acquis tout son développement. Il résulte donc de l'exercice prématuré de ces organes, une déperdition de substance qui énerve les forces de la vie ; c'est pourquoi il ne convient pas de les marier trop jeunes : mais, parmi les cas qui doivent mettre obstacle au mariage, il faut ranger la mauvaise conformation du bassin chez elles. S'agit-il d'une femme de petite stature, bossue ou contrefaite ? on peut craindre que, devenant grosse, l'accouchement ne puisse se faire suivant la loi accoutumée, et qu'elle ne succombe à une opération devenue nécessaire.

Mais, avant d'entrer en matière, jetons un coup-d'œil sur les causes qui peuvent ralentir ou suspendre le travail de l'accouchement. En première ligne, nous pouvons mettre la constitution de la femme; craintive, elle appréhende le moment où elle deviendra mère, sa susceptibilité est très-vive, ses inquiétudes redoublent et ses forces l'abandonnent : quant à la plupart des femmes de villes, et sur-tout des femmes riches, au lieu du courage capable d'anéantir le sentiment du mal, tout concourt à nourrir en elles la pusillanimité qui le rend plus vif; l'avide curiosité avec laquelle on tâche de découvrir si elles sont enceintes, le nouveau régime auquel on les soumet lorsqu'elles sont déclarées telles, les égards, les soins empressés, les alarmes feintes ou vraies qui régnent autour d'elles, le nombre de gens qui les assiègent, l'inaction à laquelle on les condamne, doivent leur donner une idée effrayante de leur état, et semblent les dispenser de se servir de leurs propres forces, et, par-là, les rendre nulles. Les affections vives de l'âme ont aussi une grande influence sur cet état : qui n'a pas été témoin de ces accouchemens pénibles et lents chez ces femmes vaporeuses, tourmentées par des chagrins domestiques, par des passions contrariées, et souvent appréhendant le déshonneur auquel elles vont être livrées en donnant naissance à un fruit illégitime ? De cet état, il peut résulter des spasmes, et d'autant plus que la femme est d'une constitution nerveuse, très - irritable ; la volonté même peut suspendre les douleurs, et nous en avons tous les jours des exemples : soit fausse pudeur lorsqu'un accoucheur est appelé, ou pusillanimité, ces femmes mangent alors ce qu'on appelle trivialement leurs douleurs, et accouchent quelquefois à l'insu de l'homme de l'art ; c'est alors qu'il faut ranimer leur courage, et calmer leur moral par des propos consolans.

Les causes réunies, ci-dessus énoncées, peuvent donc agir fortement sur le système musculaire utérin, et, par conséquent, rendre vaine l'époque préparée de l'accouchement. La femme peut être douée d'une constitution sanguine ; chez elle prédomine une trop grande énergie, l'utérus se trouve alors trop surchargé par la réplétion de ses vaisseaux sanguins, et d'autant plus que celle-là n'aura pas été saignée dans le cours de sa grossesse, alors il s'en suivra nécessairement une irritation qui enflammera les parties, et davantage, si l'accoucheur appelé avait, dans l'intention de dilater les parties, introduit, à différentes reprises, sa main, ses doigts dans le vagin, procédés routiniers qui dessèchent les organes génitaux, les irritent et les disposent à l'inflammation, dont le résultat est l'impossibilité, de la part de l'utérus, de se contracter, et, par conséquent, suspension des douleurs.

Mais, n'en sera-t-il pas de même chez cette femme molle qui, privée d'énergie, aurait besoin d'élever ses forces au ton qu'exige la nature, pour opérer cet acte reproducteur ; et nous pouvons en dire autant de la femme indigente que la misère a exténuée, ou qui jouissait à peine du strict nécessaire. N'est-il pas à craindre chez elle que les douleurs ne viennent à traîner en longueur, ou ne soient pas suffisantes pour expulser le fruit de la conception. D'autres fois, c'est un long et pénible travail qui consume et épuise les forces de la femme, et dont la lenteur fait tomber l'utérus dans une inertie quelquefois complète, et on ne voit que trop

souvent l'écoulement prématuré des
eaux de l'amnios, obliger la femme
d'attendre patiemment que l'utérus
ait repris ses droits ; d'ailleurs, nous
n'ignorons pas que toutes les femmes
ne jouissent pas de la même santé,
qu'il y en a de naturellement faibles
et disposées à des incommodités, et
chez lesquelles tel accident qui ne
dérange pas le travail de l'une, devient un obstacle insurmontable pour
l'autre, et il est rare alors qu'elles ne
réclament pas quelques soins plus ou
moins importans dans les différentes
périodes du travail ; aussi, devons-
nous recourir quelquefois à l'hygiène, et même à des moyens théra-
peutiques, afin de lever ou prévenir
les difficultés qui s'opposent à l'accouchement. Il ne sera donc pas dé-
placé, dans cet article, d'indiquer les
signes principaux auxquels on peut
reconnaître que l'accouchement est
sur le point de se terminer ; car,

quelle honte pour un homme de l'art de perdre son temps auprès d'une femme qui n'est pas à terme ou en travail, et même qui n'est pas enceinte, comme cela s'est vu plus d'une fois : le toucher est donc le premier soin auquel on doit avoir recours ; il apprendra si le fœtus exerce quelques mouvemens, ou si le balottement est sensible ; le col de l'utérus est-il entièrement effacé, ou conserve-t-il sa dureté, son épaisseur ? C'est ce qu'il est nécessaire de constater avec précision, pour pronostiquer sur un accouchement prochain ; les douleurs paraissent-elles, il faut examiner si elles sont vraies ou fausses, car rien ne doit échapper à l'accoucheur, les fausses différant des vraies par rapport à leur origine, leur siége, leur marche et leur effet ; ce qui peut avoir lieu dans la vessie, les reins, les intestins, et dépendre même des tiraillemens des cordons sus-pubiens.

Dans les vraies, au contraire, l'utérus est abaissé, son orifice dilaté, la femme est tourmentée par le besoin fréquent d'uriner, l'utérus se contracte et se durcit, l'orifice se resserre bientôt légèrement, les membranes qui enveloppent l'enfant se tendent ; alors paraît un mucus sanguinolent, les douleurs augmentent sensiblement, l'orifice s'élargit, ses bords s'amincissent et présentent une forme circulaire ; les vraies douleurs sont alors dans toute leur force, et il y a rupture de la poche des eaux, etc. Les fausses douleurs peuvent cependant simuler les vraies ; c'est alors à la sagacité de l'accoucheur, qui doit être attentif à tous les épiphénomènes, qu'il faut s'en rapporter : la douleur dans les reins, l'abdomen, les cordons sus-pubiens ou du rectum, en ont cependant souvent imposé, suivant *Mauriceau*, *Deventer*, *Lamotte*, *Smellie*, et il n'est pas rare, comme l'ont vu ces accoucheurs, que les eaux s'écoulent même des mois entiers avant l'accouchement le col utérin entièrement effacé, son orifice entr'ouvert, avec ses bords amincis, souples et flexibles, ainsi que la sortie des matières glaireuses et sanguinolentes. Ces cas sont à la vérité si rares qu'il n'est pas permis à un praticien expérimenté de se tromper sur cet état, ou du moins doit-il se rappeler ce vieil adage : *dans le doute abstiens-toi*. L'accoucheur doit non-seulement, après cet examen scrupuleux, explorer également et s'assurer quelle partie présente l'enfant ; est-ce la tête, le tronc ou l'une de ses extrémités ? quelle position prend donc cette première ? est-elle diagonalement placée, et répond-elle aux diamètres du bassin qu'elle doit traverser ? cette cavité pelvienne est-elle proportionnée également dans ses détroits naturels ?

la situation de l'utérus n'est-elle pas oblique de l'un ou de l'autre côté ? enfin, les parties molles de la génération n'offrent-elles pas trop de rigidité, ou sont-elles assez souples pour donner passage à l'enfant qui bientôt doit voir le jour ? L'homme de l'art n'oubliera pas aussi d'explorer la santé de la femme : il examinera son âge et sa constitution ; nous pensons d'ailleurs l'accoucheur assez instruit, sans lui rappeler les préceptes que nécessite la pratique du toucher, et du reste nous nous écarterions trop du but de notre sujet, ne devant en indiquer que les signes principaux ! Mais nous devons considérer la femme pendant le travail de l'accouchement, et quels soins il est nécessaire de lui donner, et quels sont les moyens propres à faciliter sa délivrance. Nous pensons donc qu'il sera toujours prudent d'éloigner de la femme, les personnes étrangères, qui la plupart, par leur conversation indiscrète, nuisent à son état ; placer un lit ou une couchette dans la même chambre. Préfère-t-on celle-ci ? qu'elle ait deux pieds et demi à trois pieds de largeur, composée d'une paillasse, d'un matelas doublé et un traversin ; mais cette couchette peut être remplacée par un lit de sangle, sur lequel on fera mettre la paillasse, le matelas doublé, le traversin, etc. ; on le disposera de manière que la femme y soit couchée les pieds à-plomb sur la paillasse, les fesses sur le bord du matelas plié, et la tête sur un traversin : dans cette position la femme se trouvera placée convenablement, la tête plus élevée que les épaules, et celles-ci davantage que les fesses, en ayant soin de placer sous les lombes un coussin de paille ou de crin, qui servira de point d'appui, moyen qu'on peut remplacer par une serviette pliée en trois et en long , qu'on placerait sur le travers du bas du matelas plié directement où il faut que la femme ait les reins posés, afin de pouvoir se soulever dans le moment des efforts que nécessite le plus souvent l'accouchement ; on placera également avec avantage, à l'extrémité de ce lit, une traverse qui servirait d'arcs-boutans aux pieds , et favoriserait ses efforts ; il est à propos enfin , de garnir le bas du petit lit de quelques draps pour couvrir le corps et les jambes de la femme , afin qu'elle ne souffre pas du froid, et qu'elle ne se trouve pas à découvert à la vue des assistans ; la situation que la femme doit prendre , peut varier selon l'époque du travail , et les accidens qui le compliquent ; mais en général , elle ne doit pas être gênée ; qu'elle prenne la position qui lui convient le mieux, avant que la poche des eaux soit rompue ; mais dans le

cas contraire, s'il y avait obliquité,
soit antérieure, soit latérale de l'utérus, la position opposée à ces états
serait la plus convenable, et la plus
propre à favoriser l'accouchement en
rétablissant le paralléllisme de l'utérus avec l'axe du pelvis : le lit usité
en France est donc préférable aux
chaises inventées par des accoucheurs
étrangers, et la femme sera beaucoup mieux dans la position indiquée
plus haut que d'être agenouillée, as-
sise sur les genoux d'une personne
qui la soutient, ou sur un fauteuil
debout ; ou évitera dans la première
position, la chute du fœtus qui pourrait survenir, le tiraillement du cordon ombilical, et le decollement
trop brusque du placenta ; enfin pour
terminer, ce lit doit toujours être
placé auprès du feu, si la saison est
froide et humide.

Le travail étant commencé, et si
la femme n'est pas menacée d'acci-

dens , il n'est pas encore nécessaire
qu'elle se place sur le lit ; elle devra
attendre l'écoulement des eaux , et
que les douleurs soient fortes et fréquentes , à moins cependant qu'il
lui soit impossible de prendre une
autre position ; elle doit alors relâcher ses vêtemens de manière qu'aucun lien ne la gêne dans ses mouvemens ; dans le cas contraire, de
légères promenades dans l'appartement où elle doit accoucher, favoriseront la pesanteur de l'enfant, et
peuvent occasionner des douleurs ,
et par conséquent avancer l'époque
de l'accouchement. Doit-on interdire pendant le travail toute nourriture? Non ; car on peut permettre
quelques cuillerées de panade, toutes
les deux ou trois heures; et prévoit-
on que le travail sera encore long,
on pourra accorder quelque chose
de restaurant, un consommé ou un
potage, afin de soutenir les forces;

7

mais le travail est-il avancé, et mar-
che-t-il rapidement, les bouillons
légers seuls seront permis. On appaise
la soif, si elle tourmente la femme,
avec de l'eau sucrée, de la limonade,
de l'eau de groseilles, etc.; mais bien
se garder de toutes ces préparations
incendiaires, comme les liqueurs
spiritueuses, et de certains élixirs
que des commères ont mis en usage
parmi les femmes du peuple, mais
qui ne sont propres qu'à nuire, à
échauffer, à provoquer de pertes
abondantes, et à retarder l'accouchement au lieu de l'accélérer ; on craint
la faiblesse dans laquelle la malade
paraît être, on s'imagine qu'elle
n'aura pas la force d'accoucher, et
c'est la raison dont on s'autorise pour
donner des cordiaux; mais elles ignorent, celles-là, que les douleurs légères abattent, mais que l'on ne perd
pas si promptement ses forces. Quoi
donc alors de plus ridicule que de

voir des sages-femmes presser leurs
malades à faire des efforts qui n'a-
boutissent qu'à leur faire sentir le
poids de leurs douleurs, et qui peuvent rendre fâcheux l'accouchement
qui avec un peu de patience eût été
le plus heureux. S'agit - il d'une
femme robuste, sanguine, qui se trou-
verait en travail, et qui éprouverait
des douleurs fortes et fréquentes sans
que l'orifice utérin se dilatât, bien
loin de l'encourager à des efforts pré-
coces, et de les aider par des médicamens destructifs, faites alors une
forte saignée du bras, et employez
les moyens débilitans ; on préviendra l'engorgement et l'inflammation,
et on calmera par conséquent les
douleurs en relâchant les parties qui
se disposeront favorablement pour
l'accouchement. On ne peut disconvenir que la saignée tient un des premiers rangs pour faciliter dans quelques cas la dilatation du col utérin, et

diminuer la résistance des parties ex-
térieures ; quels prodigieux effets ne
résultent-ils pas de son emploi ; chez
les femmes qui éprouvent des maux
de tête, des pesanteurs dans les
membres, chez celles menacées d'a-
poplexie ; c'est alors qu'elle agit en
augmentant l'énergie des contractions
utérines, et favorisé par conséquent
l'expulsion du fœtus ; la femme
est-elle constipée, qu'elle prenne
un lavement, soit à l'eau simple, soit à l'eau de guimauve, pour
diminuer en même temps la chaleur
de l'intestin ; et si le besoin d'uriner
se fait sentir, on doit lui obéir
promptement ; mais un obstacle se
présente-il à cette évacuation, il faut
recourir à la sonde. Mais comme il
arrive quelquefois que cet instrument ne pénètre pas à travers l'urè-
tre, à cause de la compression que
l'utérus exerce contre le pubis, il
faut alors relever le pelvis, ce qu'on

peut exécuter en faisant accroupir la femme sur les genoux et les coudes: la sonde pénètre alors plus facilement, et donne issue au liquide accumulé dans la vessie.

Si la saignée ne suffisait pas pour diminuer la rigidité des fibres utérines, les bains, les fumigations émollientes seraient convenablement employés, ces moyens n'agissant qu'en diminuant la résistance des parties; mais ces liquides doivent toujours avoir une temperature modérée, car ils produiraient dans les cas contraires des effets différens. On ne saurait cependant prendre trop de précaution dans l'administration de ces moyens, sur-tout chez les femmes disposées aux syncopes, et d'une complexion délicate.

Malgré les hautes vertus qu'on attribue aux applications, sur les parties externes de la génération, de topiques, comme pommade, huile, mu-

cilage, cataplasmes émolliens, etc. ;
il ne faut pas être trop prévenu en
leur faveur. « Si la femme est étroite,
dit Petit , « il est utile qu'elle se
» graisse, dans les derniers jours de sa
» grossesse, les parties génitales avec
» de bonne huile, du beurre frais ,
» ou de l'axonge de porc : ces fomenta-
» tions relâchent peu-à-peu les parties,
» les accoutument à prêter, et les di-
» latent beaucoup mieux lors de l'ac-
» couchement. » Cette pratique ordinaire n'est pas d'une aussi bonne utilité
qu'on le croit généralement, lorsque
sur-tout on a l'intention de ramollir
les simphyses du pelvis, afin d'en
procurer l'écartement. Cependant ,
ces moyens ne sont pas à dédaigner
dans les cas où il faut remédier à la
sécheresse des parties molles; ils con-
viendraient sans doute mieux que les
tâtonnemens fréquens des doigts qui
ne font qu'irriter considérablement
les parties, et mieux encore que la

pratique de ces ignorans , qui, dans l'intention d'accélérer la sortie de la tête , luxent le coccix , comme étant un obstacle à l'accouchement. Et qui ne gémit pas également de voir de ces sages - femmes fendre le périnée lorsque la tête du fœtus est tendue sur lui !......

Nous avons déjà cherché à remédier au ralentissement des douleurs, et au peu de progrès du travail de l'accouchement chez les femmes robustes, sanguines, d'une constitution replète , douées enfin d'une énergie trop forte , et qui souvent ont abusé des moyens excitans , dans l'intention de terminer plus promptement l'acte de la parturition. Mais la femme a-t-elle éprouvé quelques affections vives de l'âme , a-t-elle quelques craintes sur son état, réveillez en elle les douceurs de la maternité, portez dans son esprit la tranquillité par des propos consolans , et écartez d'elle tout ce qui peut la contrarier, tel que la vue, quelquefois, de personnes qui lui déplaisent ; de légers antispasmodiques seront convenables alors, pour diminuer le spasme qui résulte de cet état, et d'autant plus que la femme serait d'une constitution nerveuse et très-irritable ; l'eau de fleurs d'oranger, l'éther, la liqueur anodine d'Hoffman, le laudanum ; ces médicamens employés par des mains habiles, rempliraient les plus heureux effets ; il serait donc très-dangereux de mettre en pratique générale alors, les moyens usités, tels que lavemens irritans, vomitifs, sternutatoires, purgatifs et tant d'autres moyens de cette espèce qui varient selon les mains qui les employent.

Nous le répétons, il sera toujours dangereux de mettre en usage une thérapeutique générale, si on n'a pas égard aux causes qui varient suivant

la constitution des femmes, et les accidens qui compliquent cet état : les
moyens propres à réveiller les contractions de l'utérus, sont à la vérité en grand nombre, mais ils doivent être appropriés aux différens
états que nécessite l'accouchement, et
ils peuvent occasionner de grands
dangers si on continue à suivre cette
routine journalière, qu'on peut considérer comme meurtrière. La femme
est-elle épuisée par un long et pénible travail ? le repos, dira-t-on, est
nécessaire pour réveiller les douleurs
qui sont tout-à-fait éteintes ; qu'au
lieu donc, de recourir à ces potions
calmantes et bannales, on cherche au
contraire à exciter de nouvelles contractions de la part de l'utérus, au
moyen de la poudre *ocyotique*, et
bientôt la femme sera délivrée de
toutes ses souffrances et de toute
inquiétude. N'est-il pas fréquent, sur-
tout dans les grandes villes, de voir

le travail de l'accouchement se ralentir, se suspendre même, sans qu'aucune douleur ne vienne mettre un terme à l'impatience de la femme, qui alors craint pour ses jours, et s'imagine qu'elle ne pourra jamais accoucher, et d'autres affections morales venant compliquer cet état, détruisent alors son courage, l'abattent; de là résulte l'inaction complète de l'utérus: c'est alors qu'on ne saurait trop recommander la poudre *ocyotique* dont l'emploi fera l'objet du chapitre suivant.

CHAPITRE II.

§. 1.er *Du seigle ergoté.*

Hist. Nat. LE seigle, *Cereale* (Linn.) plante de la famille des graminées, peut, comme les autres grains, être exposé à des accidens qui dérangent sa végétation ; mais un des plus remarquables, est cette maladie depuis long-temps connue sous le nom d'ergot, à cause de sa ressemblance à celui d'un coq de basse cour. Le seigle n'est pas la seule plante sur laquelle on ait trouvé cette production bizarre, car on en a vu sur l'orge, l'avoine, le froment et même sur un souchet des Indes.

Les anciens paroissent n'avoir pas eu connaissance du seigle ergoté, à moins qu'on ne pense que le *Luxuries vegetum*, dont parlent *Pline* et

Théophraste, ne renferme cette ex-
croissance ; mais suivant nous, on
peut remonter à *Wendelin Thal-*
lius, médecin allemand qui vivait
sur la fin du seizième siècle ; et nous
pensons qu'il est le premier qui ait
eu en vue de décrire ce grain ergoté ;
car la description qu'il en donne a
été adoptée par beaucoup d'auteurs
qui l'ont suivi ; *Gaspard Bauhin* l'a
désigné sous le nom de *secale lu-*
xurians ; d'autres naturalistes, comme
Laugius, *Tissot*, *Salerne*, *Model* et
Tessier, lui ont donné une déno-
mination différente ; et suivant le
langage du pays, ce grain a été
nommé *clavus siliginis secalis ma-*
ter ; en Gâtinais, *blé cornu* ; dans le
Maine, *Mane* ; en Sologne, seigle ergoté ; quelques-uns considérant ses
effets, l'ont désigné sous le nom de
seigle ivre, blé farouche, à cause de
l'ivresse qu'il occasionne quelquefois ; mais cette production végétale,

est actuellement assez bien connue des botanistes et des agriculteurs.

Propr. physi. Le seigle ergoté est d'une forme ordinairement courbe et alongée ; il excède le plus souvent la bâle qui lui tient lieu de receptacle ; ses deux extrémités, moins épaisses que le milieu, sont tantôt obtuses, quelquefois pointues ; plusieurs de ces grains et sur-tout les plus gros, laissent appercevoir de petites cavités, qu'on croirait formées par des insectes, mais qui sont le produit de la sécheresse et du soleil. Leur longueur est le plus ordinairement d'un pouce sur trois lignes d'épaisseur , mais cela varie beaucoup ; lorsqu'ils sont gros, ils sont ordinairement seuls sur chaque épi de seigle , mais il n'en est pas de même lorsqu'ils sont petits, car ils peuvent être au nombre de cinq à six sur le même épi. La couleur de ces grains est d'un violet sombre, et si on les détache, on remarque à une de leurs extrémités, quelques traces blanchâtres, qui indiquent par où ils adhéraient aux bâles, ces grains n'ayant pas de germes; cette couleur violette n'existe pas au centre qui est d'un blanc terne; leur substance est d'une consistance ferme, et leur cassure est nette; moulus, ils procurent une poudre brune, d'une saveur légèrement mordicante; rassemblés en masse ils répandent une odeur vireuse; mais il n'en est pas ainsi étant isolés. Le pain dont ils font partie, est d'un violet légèrement foncé, ayant une odeur et une saveur peu désagréables, la farine absorbe moins d'eau dans le pétrissage, et généralement ces grains sont spécifiquement plus légers que les autres.

Certains pays et cantons paraissent rendre épidémique cette production du seigle; la Sologne en fournit le plus grand nombre, ce

qui tient peut-être au défrichement
perpétuel de ses terres. Mais sans
entrer dans aucun examen physique
de la formation de ce grain ergoté,
que l'intempérie des saisons rend fa-
milière dans nos campagnes, cependant, *Tissot* et *Duhamel* ont prétendu que ce vice de conformation
était le résultat de la piqûre de quelques insectes : d'autres l'ont considéré comme une môle produite par
un vice de fécondation ; enfin comme
une dégénérescence résultante d'une
maladie produite par des causes ex-
térieures, ce qui est probable. *Paulet*
et *Decandolle* croyent, au contraire,
que cette production n'est autre chose
qu'un végétal nouveau, développé
dans la bâle qui devait contenir ce
grain ; selon eux ce serait une espèce
de sclérotium (champignon), mais
nous n'admettons pas cette explication, de même que celle de M. Par-
mentier, qui considère ce grain

comme une maladie, ou faiblesse de l'écorce, qui doit son origine à une surabondance de sucs nutriciers. Sans établir quelques données certaines sur la formation de ce grain, nous pensons qu'il est produit par les pluies abondantes et les brouillards qui tombent sur les épis de seigle, et on peut en dire de même de la rosée, et de l'humidité excessive de l'air; il est vrai, et l'expérience le confirme, qu'en Sologne il se forme plus de ces ergots dans les années pluvieuses et humides, que dans les sèches; il n'y en eut pas les années 1775 et 1776 dans ce pays, à cause de la sécheresse qui fut remarquable, et qui subsista pendant tout ce temps; mais beaucoup en 1777, dont le printemps et l'été furent pluvieux. Nous devons donc considérer les lieux bas et humides, les terrains situés sur les bords des marais, auprès des bois, comme des causes prédispo-

santes à la formation de ce grain
bizarre.

Propr. chimi. L'analyse de ce grain,
faite tout nouvellement par M. le prof.
Vauquelin, a fourni à ses recherches,
1.° une matière colorante, d'un jaune
fauve, soluble dans l'alcohol, ayant
une saveur semblable à celle de l'huile
de poisson ; 2.°, une assez grande
quantité de matière colorante, blan-
che, d'une saveur douce ; 3.° une matière colorante, violette, de même
couleur que l'orseille, insoluble dan
l'alcohol ; 4.° un acide libre que l'on
peut présumer être le phosphorique ;
5.° une matière végéto-animale très-
abondante, très-putrescible, four-
nissant beaucoup d'huile épaisse,
et d'ammoniaque à la distillation ;
6.° un peu d'ammoniaque qu'on
peut séparer à la température de
l'eau bouillante.

On peut voir, d'après le résultat
de cette analyse, que le seigle ergoté

ne contient donc plus d'amidon, le gluten s'y trouve altéré, et il renferme une huile épaisse et de l'ammoniaque, produits qu'on ne rencontre pas dans le seigle ordinaire.

Nous sommes conduits alors à parler de l'usage qu'on peut en tirer en médecine, quant à son emploi pour réveiller les douleurs de l'enfantement, et des services nombreux qu'il peut rendre à la femme arrivée à l'époque où bientôt elle doit renaître dans sa postérité.

§. II. *De l'emploi médicamenteux du seigle ergoté.*

La femme qui, sous le double rapport de la société et de la population, a tant de droits à nos intérêts, doit sur-tout fixer l'attention du médecin par le grand nombre de maux qui la menacent ; en effet, à peine sortie de l'enfance, commence-t-elle à goûter le prix de la santé, qu'elle se voit périodiquement menacée d'en perdre chaque mois les premiers avantages ; devient-elle mère , autre sorte d'alarmes et de douleurs ; enfin arrivée au terme de la fécondité , elle ne peut en perdre le gage , sans être en butte à de nouveaux orages.

De temps immémorial il paraît qu'on avait déjà connaissance de quelques-unes des propriétés du seigle ergoté ; mais nous ne sachions pas qu'aucun auteur ait écrit *ex professo* sur ce sujet, avant la publication de la thèse du docteur Prescott, soutenue à New-Yorck en 1814, dans laquelle il est fait mention de ce grain comme propre à susciter de nouvelles douleurs dans le travail de l'accouchement, et par conséquent à accélérer sa marche et sa terminaison. L'empirisme était en possession de cette vertu de l'ergot, bien avant qu'on s'en fut occupé aux États-Unis ; car dans le *Vexin*, ce moyen obstétrical était connu depuis fort long-temps. Le docteur J. Hearns, dans une lettre insérée dans le Médical-Repository de New-Yorck, s'est avancé jusqu'à dire que jamais ce grain n'avait trompé son attente. L'abbé *Rosier*, ainsi que sa mère, avaient déjà aussi reconnu cette propriété particulière dans le seigle ergoté ; car ils l'ont employé toujours avantageusement chez plusieurs femmes qui avaient de la peine à accoucher (Journal de Physique, tom 4.); les dames Dupille, de Chaumont (en Vexin), ont été aussi heureuses dans son emploi. M. Desgranges, médecin distingué de Lyon, n'a eu qu'à se louer de l'emploi de ce grain, pendant une pratique de quarante ans, et plusieurs accoucheuses connues de ce praticien, l'ont mis en pratique en cachette, mais toujours avec succès ; l'expérience parait donc confirmer tous les jours les propriétés obstétricales de ce genre de secours, et il est probable que le médicament prôné en 1747 par l'accoucheur Rathlaw, qui, à la seconde dose, n'a jamais manqué de susciter de nouvelles et véritables douleurs ; et de conduire à une heureuse terminaison les accouchemens les plus difficiles, sans l'aide d'aucun instrument, n'était autre chose que le seigle ergoté pulvérisé, dont il a fait un aussi grand secret (Suite des Observations sur les causes et accidens des accouchemens laborieux ; *Levret*, 1751), des observations nouvellement recueillies par divers collègues et par nous, nous autorisent à le penser.

Près de Lyon, on est dans l'usage de donner aux vaches sur le point de véler, afin de faciliter leur délivrance, un breuvage composé de quatre onces de seigle ergoté, bouillies dans un litre d'eau, y ajoutant quatre onces d'huile d'olive, quand elle est refroidie ; les veaux nés n'en souffrent aucunement, et cet usage se soutient. Quelques médecins vétérinaires ont employé ce grain ergoté en décoctum et en substance, chez des femelles de différens animaux, sans que les fœtus en aient aucunement souffert. Employé tout nouvellement à la dose d'un gros chez une brebis, il a opéré des résultats très-satisfaisans et très-prompts : on ne peut donc révoquer en doute l'efficacité de la poudre *ocyotique* ; l'expérience confirme suffi-samment son emploi dans le travail de l'accouchement, en déterminant de nouvelles contractions utérines ; il exerce sur ce viscère une action stimulante supérieure à celle de tous les autres agens usités jusqu'ici, lors-qu'il s'agit d'activer l'utérus dans l'acte de la parturition : ce médica-ment peut donc être considéré comme jouissant de la puissance d'accélérer

l'accouchement, en suscitant des douleurs expulsives, et provoquant des
efforts de la part de l'utérus, qui ne
permet plus au fœtus de rétrograder :
il est donc inutile de réfuter, d'après
cet exposé, l'opinion du vulgaire igno-
rant qui considère le fœtus comme
principale cause efficiente de l'accouchement, opinion également partagée
par un de nos célèbres naturalistes,
et qu'on retrouve encore dans l'ouvrage très-moderne d'un accoucheur
de *Montpellier*. Il ne s'ensuit pas,
cependant, de ce que nous avons
avancé, que le grain cité puisse être
employé dans le cas où la fibre est
tendue, car ce médicament paraît
l'augmenter : il ne produirait alors
que de vains efforts, si le col utérin
n'était pas suffisamment dilaté, et
qu'enfin tous les symptômes d'un accouchement prochain et naturel ne
fussent réunis ; cependant, nous au-
rons occasion de citer un cas dans

lequel il fut employé très-heureusement, malgré la non existence des
signes d'une parturition prochaine.
De quelle utilité serait alors ce médicament, s'il survenait une hémorrhagie utérine causée par l'abortion,
dans les premiers mois de la grossesse?
Il favoriserait l'expulsion du fœtus,
et sauverait la vie à la mère, en ar-
rêtant l'hémorrhagie; il en serait de
même pour supprimer les pertes qui
accompagnent fréquemment l'accouchement. Il n'existe, d'ailleurs, aucune observation où son emploi ait
été suivi d'accidens; la délivrance
n'a jamais été suivie de pertes; et,
dans certains cas, pour coopérer à
l'expulsion du placenta, ne serait-il
pas employé avec plus d'efficacité que
les vomitifs ou sternutatoires, ou, à
l'exemple de certaines matrones qui
recommandent à l'accouchée de sou-
fler dans ses mains, en serrant les
narines de l'autre? Il ne faudrait pas

même en redouter l'usage lors même que l'utérus renfermerait deux fœtus (1.*re* *observ*.) Nous pouvons même a-vancer que la poudre *ocyotique* serait administrée avantageusement quand même le fœtus serait mort depuis long-temps ; on faciliterait, par ce moyen, son passage, à la faveur des contractions utérines, dont on aurait à propos augmenté la fréquence et l'énergie ; car la présence du fœtus dans ce viscère énerve ses forces, et affaiblissant son tissu, pourrait dis-poser à la rupture ; aussi, dans le Nord, cette pratique est-elle géné-ralement mise en usage ; mais il serait très - imprudent de l'admi-nistrer, si le resserrement du col utérin existait, ainsi que sa rup-ture, si l'on reconnaissait la présence d'une tumeur squirrheuse dans l'in-térieur du bassin, ou la hernie de l'utérus ? Ainsi donc il serait dange-reux d'employer ce grain dans l'intention d'accroître les douleurs et occasionner des efforts outrés de la part de la mère, pour surmonter un obstacle de l'accouchement, dépendant de la rigidité des parties à distendre du vagin, et sur-tout de la résistance du col utérin, de sa squirrhosité ; d'où résulte quelquefois épuisement total des forces de la femme, inertie de l'utérus, cessation du travail ; d'autres fois, rupture de l'utérus, sur-tout aux endroits qui répondent aux parties anguleuses de l'enfant ; il serait donc téméraire aussi, lorsque de telles anomalies existent, de mettre la femme en travail, quelques signes qu'il puisse y avoir que l'accouchement doit être prochain ; au contraire, on fera toujours bien d'attendre, en pareil cas, que la nature se déclare, avant que de travailler, de peur qu'en voulant éviter un danger qui n'est qu'apparent, on expose la malade à un péril réel.

I.re *Observation.*

Une femme âgée de 25 ans, déjà mère de cinq enfans, accoucha naturellement d'un enfant bien portant; une accoucheuse de Lyon, connue du docteur Desgranges, reconnaissant qu'il y en a un second, attend vainement pendant quatorze heures le retour des douleurs : elle se décide alors à donner l'infusum du seigle ergoté ; bientôt les douleurs se font sentir, et, dans l'espace de 26 minutes, elle reçoit le second enfant bien portant, plus fort et plus volumineux que le premier.

II.me *Observation.*

En 1777, la femme d'un faiseur de bas, demeurant rue Confort, à Lyon, voyant son travail d'enfantement languir, et pensant que le seul ralentissement des douleurs utérines retardait sa délivrance, enga-

gea sa garde malade à lui administrer son remède , qui consistait dans
des grains de seigle ergoté qu'elle
moulut devant le médecin Desgranges appelé auprès de la malade , et
en administra une pincée en poudre
non tamisée qu'elle fit infuser dans
un verre d'eau bouillante pendant dix
minutes ; huit minutes étaient à peine
écoulées que la malade se sentit agi-
tée et que ses douleurs se prépare-
rent bientôt et se prononcèrent fortement , devinrent fréquentes , avec
grande chaleur par-tout le corps ,
haute coloration du visage , yeux
vifs , pouls dur et accéléré ; la poche des eaux se rompit , les contractions utérines redoublèrent , et l'enfant vit le jour peu de temps après ;
c'était le quatrième dont cette femme
accouchait , et le troisième pour lequel on lui avait fait prendre la poudre ocyotique qui avait constamment
réussi , car les suites des couches ne

présentèrent que des phénomènes ordinaires à l'accouchement.

III.me *Observation.*

La femme d'un chapelier de Lyon qui, dans deux accouchemens, avait beaucoup souffert pendant long-temps, désirait pour un troisième d'en être affranchie ; mais M. Desgranges reconnaissant que les douleurs étaient fausses, s'opposa à l'administration du médicament obstérical ; la malade le prit cependant malgré les conseils de ce praticien, qui en observa attentivement les effets : la femme parut fatiguée sans cependant que les douleurs abdominales parussent changer de nature ; mais dans l'espace de quinze minutes, elles devinrent plus continues et plus répétées, se portant alors du côté du pubis et du sacrum, et bientôt apparurent les phénomènes d'un travail réel, et l'accouchement eut lieu très-heureusement.

IVme *Observation.*

M. Desgranges , appelé auprès de la femme d'un tourneur , rue Bone-veau , qui était arrivée au terme de sa quatrième grossesse , et qui avait considérablement souffert dans ses précédens accouchemens , se hâta d'explorer les voies utérines ; l'ori-fice utérin n'était pas ouvert, ses bords paraissaient encore fermes, et d'une certaine épaisseur , rien n'in-diquait enfin un accouchement pro-chain , mais cette femme avait fait usage dès ses premières douleurs, qui étaient fausses, de la poudre ocyo-tique ; alors les douleurs expulsives se développèrent avec force , la mar-che du travail devint précipitée , et en moins d'une demi heure, son en-fant fut dans les mains de ce médecin.

5.me *Observation.*

M. Desgranges appelé auprès d'une

femme qui était en travail, et qui ressentait déjà de grandes douleurs, fut tout étonné qu'à son apparition celles-ci discontinuèrent, et cette femme capricieuse protesta qu'elle ne se laisserait pas toucher, et se tut pendant plus de trois quarts d'heure, malgré les questions réitérées qu'on lui adressait ; les douleurs ne reparaissant pas, ce médecin lui propose de la satisfaire, et de la faire accoucher sans aucun attouchement, pour ce, il fit préparer en secret le remède obstétrical, et le lui fit prendre sans retard ; en moins de trois minutes, les contractions utérines devinrent fortes et continues ; bientôt elle fut délivrée sans le moindre accident.

VIe *Observation*.

Une sage-femme d'un des faubourgs de Lyon, qui employait depuis très-long-temps la poudre ocyotique, sous

le nom de *Chambucle*, appelée, il y
a quelques années, auprès d'une dame
sur le point d'accoucher, et qui avait
déjà fait plusieurs enfans, mais toujours à l'aide du forceps, lui fit prendre aussitôt la poudre citée qui, en
assez peu de temps, agit à merveille,
et la fit accoucher naturellement.

VII.e *Observation.*

M. Duviard, médecin de Lyon,
appelé pour accoucher une jeune al-
lemande d'un embonpoint prononcé,
d'une constitution faible et lâche,
apprit que les douleurs étaient peu
fortes, et même ralenties, à son arrivée, explora le col utérin qu'il trouva
dilaté et souple; l'utérus étant in-
actif, ce praticien fit infuser une
cuillerée à café de la poudre ocyotique dans un verre de bouillon ordinaire, et après l'avoir passé, l'administra à la malade, qui ressentit
bientôt de fortes douleurs qui n'eu-

rent pas d'interruption, et qui terminèrent heureusement l'accouchement en moins de douze minutes.

VIII.ᵉ *Observation,*

Un accoucheur, particulièrement connu du docteur Desgranges, il y a trois ans, fut appelé auprès d'une dame à terme et en travail d'un second enfant, qui éprouvait vainement des douleurs faibles et éloignées depuis trente-six heures, quoique les eaux de l'amnios fussent écoulées, et les parties bien lubréfiées ; cependant le travail était entièrement interrompu, et le découragement de la malade, grand ; mais l'infusum de quarante grains de la poudre obstétricale dans une tasse de bouillon, mit fin à l'accouchement très-heureusement, et en moins de vingt minutes.

IX.ᵉ *Observation.*

M.ᵐᵉ Aug......, âgée de 17 ans,

d'une constitution très-délicate, fibre
molle, sentant les premières douleurs
de l'enfantement, nous fit appeler rue
des Canettes, n.º 19, dans le mois de
décembre (année 1818); ayant reconnu, au toucher, que la malade
était dans les vraies douleurs, nous
attendîmes patiemment ; mais la jeune
femme avait déjà suivi les conseils
de plusieurs de ses amies, et avait
avalé un demi-verre d'eau-de-vie pour
faciliter son accouchement ; cette
femme était grosse pour la première
fois ; nous la trouvâmes fatiguée, et
peu à peu les douleurs ne tardèrent
pas à se suspendre tout-à-fait. Après
huit heures d'attente, les contractions utérines ne reparaissant pas,
et nous étant assurés que les parties
étaient disposées pour un accouchement prochain et naturel, nous fîmes
prendre en secret, à cette jeune
femme, quinze grains de la poudre
ocyotique que nous délayâmes dans

une bonne cuillerée d'eau sucrée, **et** nous en attendîmes l'effet, qui ne tarda pas à paraître, car les douleurs se firent sentir avec une telle violence, qu'un de mes collègues, présent, fut étonné de la brièveté **de** cet accouchement, qui n'eut aucune suite fâcheuse.

X.ᵉ *Observation*.

M.ᵐᵉ Porch..., rue de Valois, n° 9, âgée de 24 ans, d'une constitution frèle, mais jouissant habituellement d'une bonne santé, mère de trois enfans morts dans leur bas âge, venait de perdre son dernier pour lequel elle avait une affection particulière, ce qui l'obligea, pendant sa maladie, de passer plusieurs nuits qui la fatiguèrent beaucoup, par les soins assidus qu'elle lui prodiguait, conçut de cette perte un violent chagrin, et arrivée, quelques jours après, au terme de sa grossesse, elle ressentit

des douleurs qu'elle crut vraies ; ap-
pelés le 1.er septembre (1819), nous
explorâmes les parties, qui n'indi-
quaient pas un accouchement prochain ; cette femme passa cinq jours
souffrant continuellement, mais faiblement ; le cinq au soir, le mari
effaré vint nous chercher, prétendant
que sa femme allait accoucher ; quoique réellement il n'existât aucune
douleur expulsive , la malade fut
tourmentée aussi par des douleurs
vaines, pendant la nuit ; mais la journée du lendemain fut bonne, et les
douleurs ne reparurent plus ; sur les
cinq heures du soir, réapparition de
nouvelles souffrances, mais si lentes ,
qu'à dix heures, le même jour, le
travail n'était pas grandement avancé ; nous prescrivîmes alors une potion légèrement anti-spasmodique,
avec vingt grains de poudre ocyotique qui , aussitôt, opérèrent ; car
une demi-heure était à peine écoulée,

que l'enfant, dont le cordon ombilical comprimait le cou, fut dans nos
mains, et la femme parfaitement délivrée.

XIe *Observation.*

Mme Patr... âgée de 18 ans, d'une
constitution très-irritable, enceinte
pour la première fois, nous fit appeler le 7 septembre (1819) rue de
la Savonnerie, n.° 18. L'accouchement
eut lieu le même jour à midi, très-
naturellement, mais non sans beaucoup d'impatience de la part de cette
jeune femme ; nous attendîmes en
vain quelques douleurs pour l'expulsion du placenta, malgré que nous
fîmes en pareil cas ce qu'il était
nécessaire de faire, elles ne reparais-
saient pas ; cette femme ne souffrant
plus, se trouvait fort bien, et plai-
santait sur son état ; mais les commères qui l'environnaient, voyant
un retard si grand dans la délivrance,

commencèrent à s'inquiéter, et chacune à proposer son remède favori ;
nous nous opposâmes à l'exécution
des divers moyens qu'on voulait mettre en usage ; pendant sept heures
entières, sans qu'aucunes douleurs
ne vinssent mettre un terme à cet
état ; lorsque nous administrâmes
notre médicament à la dose de dix
grains dans une demi-tasse de bouillon ; et nous en attendîmes en vain
pendant un quart d'heure, l'effet qu'il
devait produire ; nous ne nous dé-
courageâmes pas, car vingt autres
grains pris dans un verre d'eau sucrée, vinrent combler nos espéran-
ces, et le placenta fut bientôt expulsé
avec des caillots de sang.

Les observations citées sont assez
concluantes pour prouver l'efficacité
de la poudre ocyotique ; on ne peut
révoquer en doute la véracité du
médecin de Lyon, qui a constamment vu dans sa pratique, et dans

celle exercée sous ses yeux, les heureux résultats de l'emploi de ce médicament, et de tant d'autres qui, avant lui, avaient déjà éclairé ces praticiens sur ce sujet. Il est donc inutile d'accumuler les faits qui sont concluans : cependant tout nouvellement encore, entre les mains des docteurs Villeneuve et Serrurier, il a rendu des services signalés. Dans le premier cas, les douleurs étaient faibles, languissantes ; ces docteurs prescrivirent vingt-quatre grains de cette poudre dans un véhicule approprié ; les douleurs ne tardèrent pas à se ranimer, et à devenir assez fortes pour déterminer promptement l'expulsion du fœtus.

Dans le second cas, l'utérus était sans action, le travail suspendu, et la tête du fœtus engagée dans le détroit périncal ; ils eurent recours à la même poudre, et la donnèrent à la même dose, dans un véhicule légèrement anti-spasmodique. Un quart d'heure s'était à peine écoulé, la femme n'ayant pris que la moitié de sa potion, que la tête franchit la vulve, et l'accouchement fut terminé.

Quant aux observations qui nous sont propres, il est permis de s'assurer des faits. Dans la première de nos observations, la jeune femme était naturellement faible, se trouvait abandonnée de ses protecteurs, et réduite à une nécessité absolue. Observons encore que cette femme avait fait usage peu de temps avant notre arrivée, d'une assez grande quantité d'eau-de-vie, qui, agissant alors comme sédatif, avait paralysé les fibres musculaires utérines, au lieu de les exciter ; il fallait donc à ce viscère, un stimulant particulier ; aussi, n'avons-nous eu qu'à nous louer de l'emploi de notre médicament.

Dans la seconde observation, notre femme avait beaucoup fatigué, et était tourmentée par des chagrins domestiques ; elle n'avait pu faire valoir ses douleurs, quoique cependant douée d'un grand courage, elle craignait un pareil sort pour l'enfant qu'elle allait mettre au jour ; ses craintes conjointement avec la fatigue, n'avaient-elles pas jeté dans l'inertie l'utérus, qui ne pouvait se contracter que faiblement, et, par conséquent augmentait les inquiétudes de cette malheureuse femme ; notre poudre ocyotique à n'en pas douter, lui a été d'un grand secours, car elle a abrégé les souffrances, en opérant avec le plus grand succès.

Dans la troisième observation, il est question d'une femme de la classe ouvrière, ne jouissant pas du nécessaire que réclamait son état ; mère pour la première fois, elle avait réuni tous ses efforts et épuisé ses forces, en déterminant des contractions non interrompues de la part

de l'utérus, qui était tombé lui-même
dans l'inertie la plus complète malgré les légers toniques administrés
à propos, et les cordiaux, dont nous
ne tirâmes aucun résultat heureux,
et il a fallu l'emploi de notre poudre
ocyotique, que nous portons toujours sur nous en cas de besoin, pour
terminer cet accouchement qui aurait lassé la patience de tout autre
praticien.

On peut donc résumer, des observations rapportées dans le cours
de cet opuscule, que le grain de seigle
ergoté, peut être administré avec
efficacité contre l'inertie de l'utérus,
dans le travail de l'accouchement,
pour ranimer son défaut de contractilité. Mais il faut que les conditions
requises pour son administration
existent. Telles sont 1.° un accouchement naturel sur le point de s'ef-
fectuer; 2.°, une bonne conformation du pelvis, et qu'aucun vice ne

soit dans le col de l'utérus, qui peut être squirrheux ; 3.°, une position convenable du fœtus ; 4.°, le travail commencé, le col dilaté, souple, mince sur ses bords. Il serait dangereux, ou du moins imprudent de l'administrer lorsque les conditions ci-dessus désignées ne se présenteraient pas ; ainsi, chez les femmes sanguines dont les parties auraient été violemment irritées, soit par des attouchemens indiscrets, ou des boissons stimulantes générales, dont l'état aurait exigé de préférence, des antiphlogistiques chez les femmes nerveuses, très-irritables, sujettes aux affections spasmodiques, et dont les affections morales auraient déterminé un spasme de ce viscère, et que quelques moyens moraux et sédatifs calmeraient. Mais comment agit alors notre médicament ? on ne peut le comparer qu'à un léger excitant de l'estomac, qui réagit par ses secousses sur les viscères abdominaux et notamment sur l'utérus, dont il réveille la contractilité ; il nous semble avoir assez convaincu nos lecteurs, que la poudre ocyotique est un souverain remède, et par conséquent préférable sous tous les rapports, à ceux employés de nos jours, tant par ses effets prompts que par l'innocuité de son emploi.

§. III. *Mode d'administration de la poudre ocyotique.*

La manière d'administrer le médicament obstétrical n'est pas la même dans tous les cas ; les doses varient et doivent être proportionnées suivant les constitutions vigoureuses, faibles, lâches, pusillanimes ou courageuses, nerveuses ou lymphatiques, suivant l'âge, l'état de santé ou de maladie, les femmes conservant leurs forces ou affaiblies par un long et

pénible travail, les eaux de l'amnios
étant écoulées, ou les membranes
intactes.

Ce médicament a aussi ses nuances
d'infidélité, suivant l'idiosyncrasie
de sujets; chez les uns, il opère
dans l'espace de quelques minutes;
chez d'autres, après une heure, et
même plusieurs; d'autres fois, il peut
ne pas influer sur la marche naturelle
de l'accouchement; les femmes qui
ont l'estomac irritable, et celles qui
l'ont dérangé dans les premiers mois
de leur grossesse, sont exposées à
à le vomir : ce médicament peut donc
être administré *fractis dosibus*, ou
en une seule prise, pulvérisé et en
substance, en décoctum ou en infusum, et même en extrait aqueux ou
alcoholique, et sous la forme de sirop
on de bols.

Les dames Dupille (Vexin) admi-
nistraient ce grain pulvérisé à la dose
de trente-cinq grains dans une cuille-

rée de tisanne ordinaire ou de bouillon ; aux États-Unis, il a été prescrit, avec avantage, à la dose de quinze grains ; une garde-malade, Lyonnaise, en a porté l'administration jusqu'à cinquante grains, avec succès, bouillis ou infusés dans un verre d'eau. Le docteur américain *Prescott*, administre ce médicament depuis un scrupule jusqu'à trente grains dans quatre onces d'eau, qu'il divise en trois parties, et il ne craint pas d'en administrer une seconde dose après dix minutes, si la première n'a pas agi convenablement. Plusieurs sages-femmes de Lyon et de ses environs en font prendre, à-la-fois, l'infusum de deux scrupules, passant la liqueur et y ajoutant de la muscade rapée et du sucre. Les bonnes-femmes des environs de Dijon (Côte-d'Or), prennent une poignée de seigle ergoté qu'elles font infuser dans une tasse d'eau, et l'administrent à la dose d'une cuillerée ; mais, des praticiens plus hardis en ont fait usage tout nouvellement, et ont observé qu'à l'état pulvérulent et tamisée, à la dose de quarante grains, on obtenait plus sûrement et plus tôt l'effet qu'on s'en promettait. A Lyon, il a été employé sous la forme de teinture et de sirop, avec un succès étonnant.

De toutes les méthodes employées jusqu'alors, nous pouvons en conclure que ce grain sera toujours mis en usage plus avantageusement à l'état pulvérulent, à la dose d'un demi-scrupule. Il est alors beaucoup plus actif qu'en infusum et en décoctum, et d'autant plus, qu'il a été récolté plus récemment; on s'épargne également, par ce moyen, la longueur de la décoction et plus encore de l'infusion, et il sera plus facile de dérober à la malade la connaissance de ce remède, lorsqu'on ne croira pas devoir la prévenir de son administration; si l'on préférait cependant l'infusion, on en ferait infuser trente à quarante grains dans six onces d'eau ou de bouillon, qu'on devrait passer avant de l'administrer : mais quelques potions avec les eaux légèrement aromatiques ou anti-spasmodiques, seraient beaucoup plus convenables ; quoiqu'il en soit, nous conseillons donc de ne faire prendre ce médicament qu'à l'état pulvérulent, délayé dans une bonne cuillerée de tisanne ou eau sucrée, et rejettons les préparations composées, comme sirops, teintures, etc. Afin donc de mettre cette poudre à la portée des gens de l'art qui desireront la mettre en usage, nous avons fait préparer une mixture composée de la poudre de seigle ergoté, de muscade et de sucre, dosée depuis 20 jusqu'à 50 grains, qu'on trouvera chez M. Passemard, pharmacien, rue de Richelieu, n.° 16. On aura, par ce moyen, à sa disposition, les doses auxquelles on doit l'employer. Nous ferons observer, en outre, que les tempéramens faibles s'en trouvent beaucoup mieux, et si la première dose ne remplissait pas le but désiré en douze ou quinze minutes, il faudrait réitérer, sans inconvénient, mais non pas administrer cette poudre à petites doses, car elle fatiguerait en vain la malade, et manquerait très-souvent l'effet qu'on en attend.

Nous attendons donc avec empressement les heureux résultats du médicament obstrétrical, heureux, si nous avons jeté quelques fleurs sur les souffrances de cette belle moitié du genre humain !

FIN.

TABLE

DES MATIÈRES.

SECONDE PARTIE.

ERRATA.

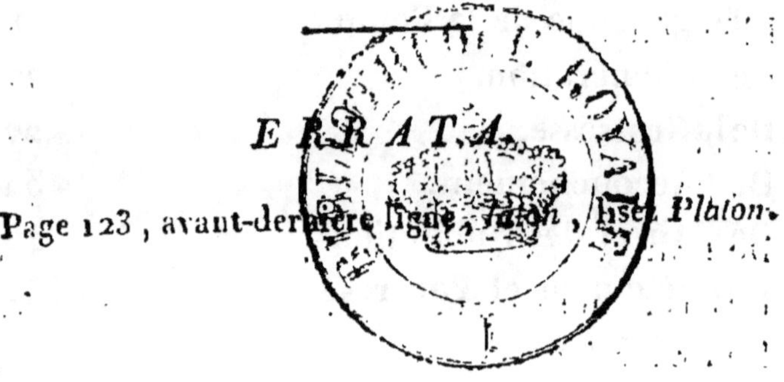

Page 123, avant-dernière ligne, *Jaton*, lisez *Platon*.

Imprimerie de MIGNERET, rue du Dragon, N.º 20, F. S. G.